「年だから治らない」と言われた！

7つの秘訣で膝《ひざ》痛《つう》解消！

体質改善コンサルタント
松原秀樹

BAB JAPAN

はじめに

膝が痛くて整形外科に診てもらったら、「年だから治りません」と言われた方はかなり多いのではないかと思います。本書はそのような方を対象に、「中高年でも膝の痛みをなくせる方法」をお伝えするために書くことにしました。

私が整体師になって、はや32年になりました。この間、かなり多くの膝の痛みに悩んでいる方たちを診てきましたが、60代、70代、80代の人でも膝の痛みから解放された方がたくさんいました。

医者から「軟骨や半月板がないから、もうゴルフはできません」と言われたにもかかわらず、施術を始めてわずか1年か2年で再びゴルフができるようになった方が何人もいます。また80代になって膝を痛めて杖をつきながらやっとこ歩いていた女性が、88歳になった今では高野山にも登れるようになっています。

中高年でも、軟骨がなくなっていても、膝の痛みを軽減することはできるのです。「どんな整体のスーパーテクニックを使ったのか」と思われるかもしれません。確かに整体のテクニックも有効ですが、それ以上に大事なのが、自宅で自分でもできる痛みを取るための秘訣です。

本書では、膝の痛みを取る7つの秘訣を、各章に一つずつ説明していきます。どの章からお読みいただいてもかまいません。一人でも多くの方が、膝の痛みから解放されることを願っています。

松原秀樹

CONTENTS

CONTENTS

第7章　効果的な足腰の鍛え方

第1章

オイルをすり込めば痛みが軽減！

1

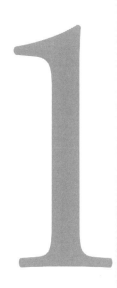

1　痛みはオイルで取れる！

オイルマッサージというと、美容のための方法として知られていますが、実は筋肉や関節のリハビリ、神経痛や筋肉痛の緩和などにも非常に効果的です。また、自律神経やホルモンの分泌を調整することによって、内臓の機能を高めることもできます。

オイルをすり込むだけで、なぜそれほど効果があるのでしょうか？

オイルがもたらした一晩の奇跡

「生きた屍」のようだった私

理屈よりもまず、私自身が体験した「一晩の奇跡」をお話ししましょう。

今から28年前のことです。当時の私はまだ24歳だというのに、身体中が常に痛くて、全身だるくて重い状態でした。

特に背骨は首から腰まで全体がズキズキ痛んで、イスに腰掛けていることさえ辛かったので、できることなら1日中、横になっていたい気分でした。背骨の一つ一つがバラバラになっているかのような感じでした。

首筋から背中の筋肉は鉄筋コンクリートのように硬くなっていて、朝起きようとすると、身体中の骨がミシミシと軋んで痛み、まるで老朽化したコンクリートのようでした。

左の膝も痛くて、歩いているとよくカクンと折れました。マニュアル車に乗って都内を走るとクラッチを踏む回数が多いので、膝が抜けそうになりました。ときには横になっていても、膝がジンジン痛むこともありました。

私の悩みは、背骨や脚腰の痛みといった、筋肉や骨格の問題だけではありませんでした。胃腸の具合も悪くて、食欲もほとんどなく、無理して食べても胃がもたれたり、ガスで張ってしまったりしていました。

血圧も最高血圧が80、最低血圧が50を切り、顔色が悪いので献血で調べてもらったら重度の貧血で、「一体何を食べているんだ」と叱られて帰ってくる始末でした。

手足も冷たく、体温も35℃あるかないか、真夏でもジャンパーを着て通学・通勤していました。とにかく寒くて、冷房から逃げ回っていました。

当時の身体を一言でいえば、生命力が枯渇した「生きた屍」のようでした。

マッサージオイルとの出合いで身体が変わった!

そんな私を見かねて、整体の専門学校の10歳上の同級生が、1本のマッサージオイルを「とにかくすり込んでごらんよ。楽になるから」とプレゼントしてくれました。

しかし、当時はまだ風呂もない6畳間のアパートに住んでいたので、オイルなんか塗ったらベタベタになって困ったことになるだろうと躊躇し、しばらく食器棚に飾っておきました。

ところが12月のある晩のこと。当時は整体の学校とマッサージ関連の仕事の二重生活をしており、職場から帰るときにあまりに身体が辛かったので、帰宅したらオイルマッサージをやってみようと決意しました。アパートの部屋で小さなガスストーブをつけて、その前で恐る恐るオイルを手にとって身体にすり込んでみました。するとオイルはあっという間に皮膚から吸収されてしまいました。

「オイルって、皮膚から吸収されるんだ！」

皮膚から難なく吸収されたことに、私はとても驚きました。それから30分ほど、全身手の届く限りの箇所に夢中でオイルをすり込みました。そして寝ました。いつもなら寒くてしばらく布団の中で震えているのに、その晩は違いました。冷え切った鉄製の薪ストーブに火が灯ったかのように、身体の芯からポカポカとして、何ともいえないよい気持ちで眠りに入りました。ところが1時間ほどして、身体中グッショリと濡れて目が覚めました。全身汗だくになっていたのです。仕方なく着替えて、寝具も取り替えて寝直しました。

驚いたのは、翌朝です。ナント！　身体中どこも痛くないのです。

つい昨日まで、身体を起こそうとすると背骨がミシミシ軋んで痛くて、起き上がるのに何分もかかっていたのに、どこにも痛みを感じることなくサッと起きられました。また、身体が鉛のように重くて足を引きずるように歩いていたのに、身体がとても軽くて楽に歩けました。老人のようだった身体が、たった一晩で若者の身体に激変してしまったのです。あまりの嬉しさで駅までスキップして行きました。

この一晩の奇跡は、30年近く経った今でも鮮明に覚えています。こうしてオイルの驚異的な治癒パワーを体験したので、オイルの効果については疑いようがありません。それ以来、オイルは手放せないものとなりました。なぜかというと、仕事をすればまた身体のあちこちが痛くなったからです。

マッサージという仕事は、受ける人が想像しているより、はるかに疲れる力仕事です。手抜きをすれば別ですが、本気でお客様を満足させるつもりで行えば、2、3人施術しただけでヘトヘトになります。それを7、8人に行うのですから、もうグッタリです。

その疲労を毎日オイルでケアすることで、どうにか仕事を続けながら専門学校を卒業でき、マッサージ師の資格を取得できました。オイルと出合えなかったら、20代半ばでおそらく死んでいたと思います。

オイルは生命エネルギーの濃縮液！

ところで、オイルをすり込んだだけなのに、なぜ背骨や足腰の痛みが取れたのでしょうか？　大量の汗をかいて、毒素が排出されたのでしょうか？

いいえ、違います。当時、私はラドン温泉施設に勤務していたため、毎日ラドン温泉と遠赤外線サウナでたっぷり汗をかいていました。それでも、こんなに劇的に身体が楽になったことはありませんでした。

オイルをすり込んだ実感としては、悪いものが排出されたというより、エネルギーが入った感じです。エネルギーとは「生命力」のことです。オイルは、植物の種子を搾った液体です。種子には、発芽して生長していく生命力が宿っています。つまりオイルは、「植物の生命エネルギーの濃縮液」といってよいでしょう。

オイルは肌から吸収すると効率がよい

オイルを口から摂取しても、胃ではまったく吸収されず、十二指腸に行って胆汁によって乳化され（水に溶ける状態になる）、それから脂肪の分解酵素によって消化されて腸壁から吸収されます。こうして時間をかけて体に吸収されても、患部にまでそれが巡ってくるとは限りません。血液の循環が悪ければ、膝には十分に来ないかもしれないのです。

ところが、オイルを皮膚からすり込むと、わずか5分ほどで有効成分が骨髄まで浸透します。患部の弱った細胞たちにダイレクトに生命力を与えることができるのです。浸透したオイルは、損傷した細胞の修復を促してくれます。オイルには、細胞を元気にするパワーが宿っているのです。

オイルが筋肉や神経、ホルモンの材料になる

パワーとかエネルギーとかいうと胡散臭く感じる人もいるでしょうから、医学的な言葉でも説明しておきましょう。

まず、筋肉を強化するためには、コレステロールが欠かせません。筋肉細胞の細胞膜はリン脂質でできていて、それはコレステロールと脂肪酸から作られるからです。

また、傷ついた神経を癒すためにも、コレステロールと脂肪酸が必要です。神経の大半

は脂肪でできていて、神経の伝達を保護している皮膜（ミエリン）もコレステロールから作られます。脳や脊髄も、水分を除けば約60％が脂肪で、残りはタンパク質です。

炎症を鎮めるために欠かせない副腎皮質ホルモンも、コレステロールから作られます。骨にカルシウムを沈着させるために欠かせないビタミンDも、コレステロールから作られます。骨を強化するためにも、コレステロールが必要なのです。

つまり、治すには脂肪が必要なのです。患部にオイルをすり込むことで、筋肉や神経やホルモンを作るために必要なコレステロールや脂肪酸を、速やかに供給することができるというわけです。

酸化しにくい植物油を選ぶ

ただし、どんなオイルでもよいわけではありません。マッサージに適したオイルは、「酸化しにくい植物油」であることが絶対条件です。油脂は酸化すると「過酸化脂質」という猛毒になってしまうからです。

酸化しやすい油脂の代表は、サラダ油です。紅花油、大豆油、コーン油、綿実油、ヒマワリ油、菜種油、キャノーラ油、グレープシード油などといったサラダ油は、マッサージに使ってはいけません。

一方、マッサージに適した「酸化しにくい植物油」は、オリーヴオイル、ピーナツオイル、ホホバオイル、ヒマシ油（未精製無添加）、ココナッツオイルなどがあります。

私を一晩で激変させたマッサージオイルは、ピーナツオイルとオリーヴオイルを混ぜ合わせたものでした。マッサージ用としてはこの調合が一般的ですが、ピーナツオイルとホホバオイルを混ぜ合わせてもよいですし、

マッサージオイル	
OK	NG
◎酸化しにくい植物油 ・オリーヴオイル ・ピーナツオイル ・ホホバオイル ・ヒマシ油（未精製無添加） ・ココナッツオイル　　など	×酸化しやすい油（サラダ油） ・紅花油 ・大豆油 ・コーン油 ・綿実油 ・ヒマワリ油 ・菜種油 ・キャノーラ油 ・グレープシード油　　など

ピーナツオイルとオリーヴオイルとヒマシ油を混ぜ合わせてもよいでしょう。混ぜ合わせる量は正確に量る必要はなく、適当でかまいません。

複数のオイルを混ぜないと効かないというわけではなく、どれかを単独で用いてもかまいません。たとえば調理に使っているココナッツオイルやオリーヴオイルを、マッサージに使ってもよいのです。ただし、なるべく品質のよいものを選ぶようにしましょう。

とにかく、オイルをすり込めば効くのです。

ちなみに私は現在、ココナッツオイルに、抗酸化力が高いデルタ・トコトリエノール（スーパービタミンEといわれる）を混ぜたクリームを施術に使っています。

塗るのではなく、すり込む

コツは、単に「塗る」のではなく、たっぷりと「すり込む」ことです。完全に皮膚に吸収されるように、入念にすり込んでいくのです。やさしく撫でているだけでは、いくらも吸収されません。

オイルを皮膚に吸収させるには、ある程度「圧」をかけてこする必要があります。楽に圧をかけるコツは、指先や掌でマッサージするのではなく、手根部の小指側でマッサージすることです。手根部の小指側は、楽に大きな圧をかけられるのです（効果的なマッサージ法について詳しくは後述します）。

痛み止めは一時しのぎ

すり込むのならばオイルよりも、インドメタシンなどが配合された痛み止め（消炎鎮痛剤）のほうが効くのでは と思うかもしれません。確かに一時的には、消炎鎮痛剤のほうが効くでしょう。

しかし長期に使い続けることはできません。消炎鎮痛剤は、痛み増強物質のプロスタグランジンの生成を抑制することによって痛みを感じにくくさせるものですが、損傷した組織の修復を促す作用はありません。また、プロスタグランジンには胃腸の粘膜を保護する作用もあるため、その生成を抑制することで胃潰瘍や下痢などが起こりやすくなるのです。

こういった副作用が起こるリスクは、飲み薬だけでなく、ゲルやクリームや湿布でも同じです。ゲルでも湿布でも、有効成分が血液中に吸収されて、プロスタグランジンの生成を抑制することによって痛みを軽減するというメカニズムは同じだからです。

その点、オイルは、副作用を心配することなく長期にわたって使い続けることができます。そして、ダメージを受けた患部の細胞にパワーを与え、治癒を促すことができるのです。

2 効果的なマッサージポイントとマッサージ法

オイルは打撲にも効果的

オイルのおかげで、どうにか無事に学校を卒業してマッサージ師の免許を取得し、開業することができました。開業したら、オイルを使った施術をしようと心に決めていました。なぜかというと、効くからです。

しかし、当時はまだエステ業界でさえオイルを使っておらず、オイルマッサージのやり方を教えてもらうことはありませんでした。そこで開業するまでの1年4カ月ほど、毎日自分の身体にすり込みながら、「どこにどのようにマッサージすれば、より気持ちよくて効果的なのか？」を模索しました。その結果、効果的なマッサージポイントと、マッサージのやり方が分かりました。

それらを説明する前に、開業当時のエピソードを一つご紹介しておきましょう。

倍に腫れ上がった膝が治った！

開業して2カ月ほどたった頃、今まで勤務していた店でいつも私を指名してくださっていた70代後半の女性からお電話を頂きました。

会社から帰宅中のバスから降りるときに、階段を踏み外して転び、膝を強《した》か《た》に地面に打ちつけてしまったというのです。整形外科で診てもらったら、「骨は折れてないけど、年だからもう治すのは無理でしょう」と言われたので、何かよい方法はないかと思って私に電話をかけてきたのです。

そこで私は、オイルと温める器具を持って、すぐにご自宅に向かいました。

見ると、左の膝が倍ほどに腫れ上がり、まったく曲げることができない状態でした。さっそくオイルマッサージの施術をして、「自分でも、毎日何度でもいいから膝にオイルをすり込んでください」と説明しました。また、温熱器具で毎日30分は温めるようにお勧めしました。

彼女はマッサージオイルを、寝床と洗面所と銭湯に1本ずつ置いておいて、毎日何度も膝にすり込みました。夜中も痛みで目が覚めたら、膝にオイルをすり込んでまた寝るということを根気よく続けました。

その甲斐あって、1カ月ほどすると腫れが引いて、2カ月で膝の曲げ伸ばしができるようになり、3カ月後には正座までできるようになりました。その後、職場に復帰して80歳まで勤務されました。その方はすごく感謝して、こんなことを話してくれました。

「見て！　左脚と右脚で、皮膚が全然違うでしょ。痛めて毎日オイルをすり込んでいた左脚はこんなにきれいになっちゃった！　このオイルは皮膚をきれいにする効果もあるの？　そうだと知っていたら、顔にもすり込んだのに……」

このエピソードから分かるように、70代後半という高齢でも治るのです。しかも、オイルをすり込むと皮膚がきれいにもなるのです。まさに「怪我の功名」です。

顔面を打ちつけて腫れた頬の治りが早くなった！

怪我の功名といえば、こんなケースもありました。

当時58歳の女性が、犬を抱きかかえたまま階段から落ちて、顔面を柱の角に強かに打ちつけてしまいました。右の頬骨のあたりが大きく腫れ上がりました。整形外科で診てもらったら、「骨折はしてないけど、全治3週間から1カ月」と診断されました。

彼女は、私がお勧めしたヒマシ油とピーナッツオイルとオリーヴオイルの調合油を、毎日何度もたっぷり頬にすり込みました。

するとみるみる腫れが引いていき、わずか3日でかすり傷程度になり、たった1週間で完治してしまいました！　この女性の素肌はもともときれいでしたが、怪我をする前よりもさらにきれいになりました。

以上の2つのエピソードは、いずれも「オイルが打撲に有効である」ことを示しています。

以前に薬局で働いていた男性によると、顔の打撲には薬がないそうです。粘膜が多い顔には消炎鎮痛剤が使えないからです。オイルなら粘膜にも使えますから、顔にも使えます。いずれにしても、打撲して腫れたら、すぐオイルでケアをすれば、早く治せるのです。

膝の痛みを改善するマッサージ法

効果的なマッサージポイント

さて、膝の痛みを解消するために効果的なマッサージポイントを説明しましょう。

膝が痛い場合は、膝の関節全体にすり込めばよいわけですが、とりわけ効果的なのは、次の４箇所です。

①鵞足《がそく》＆半腱様筋　②前脛骨筋
③大腿四頭筋の外側　④腰

では、①から順に説明していきましょう。

「鵞足」（下図①-1）は、ハムストリングスの腱が脛骨の内側に付着する部分です。

ハムストリングスは、太ももの裏側に付いている膝を曲げる筋肉群の総称です。膝の痛みを取るためにとりわけ重要なのが、内側の「半腱様筋」（下図①-2）です。半腱様筋の末端の腱が膝の内側から回りこんで脛骨に付いていて、この部分を「鵞足」といいます。ガチョウの足に形が似ていることから、このように名付けられています。

効果的なマッサージポイント

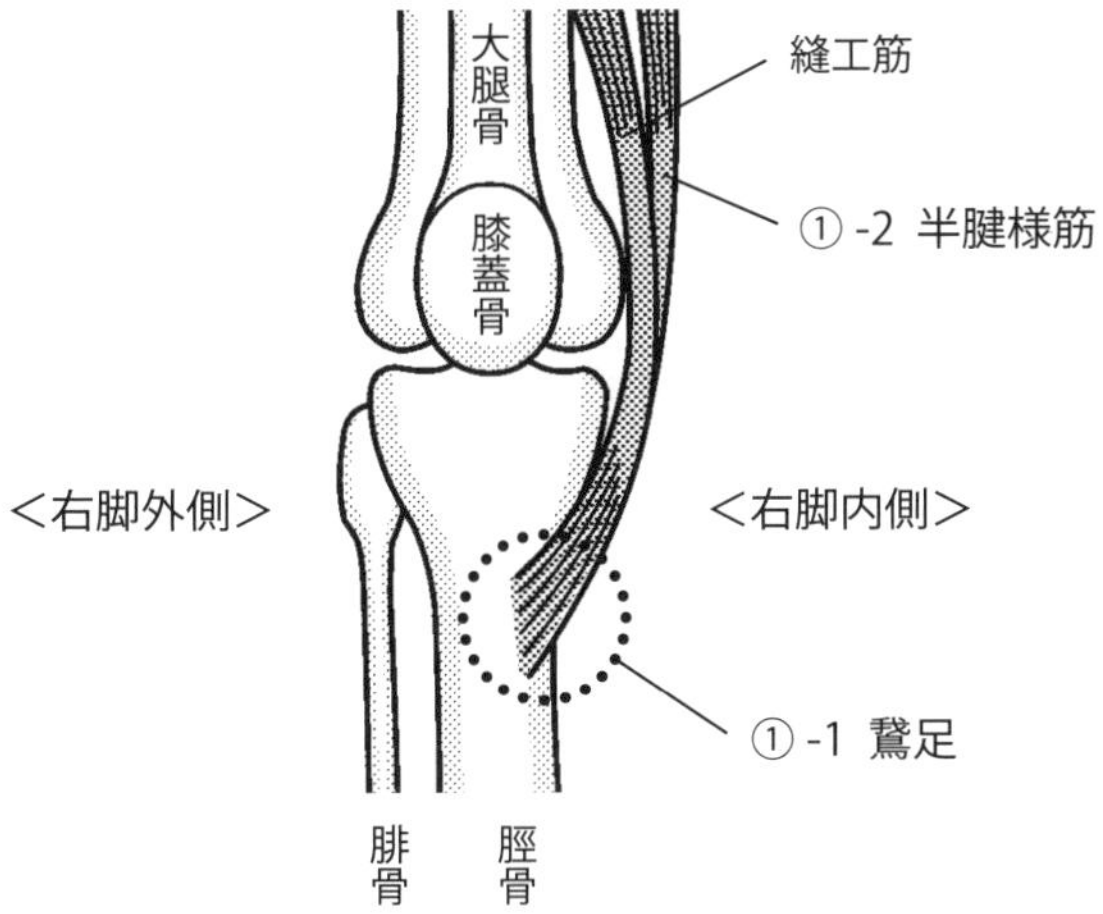

変形性膝関節症をはじめ膝痛の大半は、この鵞足に痛みが生じます。したがって、鵞足の腱に集中的にオイルをすり込むと、効率よく痛みを和らげることができます。もちろん半腱様筋の全体にすり込めば、さらに効果的です。

次に効果的なのが、向こう脛の「前脛骨筋」（左図②）と、太ももの外側の「大腿四頭筋」（左図③）です。膝が痛い人は、ほぼ例外なく前脛骨筋が強く緊張しています。また、腓骨の外側の筋肉（長腓骨筋）と、大腿四頭筋の外側も緊張しています。したがって、脚の外側を重点的にマッサージして、外側の筋肉の緊張をゆるめると、痛みを和らげることができます。

腰（④）も重要なポイントです。膝の痛みに関係する筋肉はすべて、腰から分岐した神経の支配を受けているからです。腰椎の上部から分岐した神経は、主に太ももの筋肉（大腿四頭筋）を支配しています。また、腰椎の下部から分岐した神経は、ハムストリングスやふくらはぎなどを支配しています。

したがって、神経の出所である腰にもオイルをすり込んでゆるめてあげると、脚の筋肉も楽になるのです。

効果的なマッサージポイント

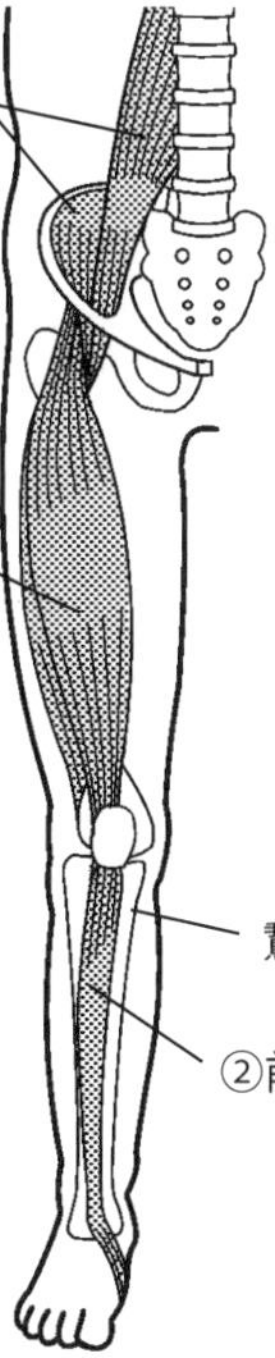

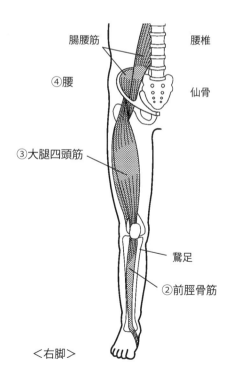

効果的なマッサージ法

続いて、効果的なマッサージ法について説明します（32〜33ページにイラスト解説）。すでに説明したように、オイルを皮膚に浸透させるには、ある程度「圧」をかけてこする必要があります。そのためには、指先や掌ではなく、手根部の小指側でマッサージします。手根部の小指側は、楽に大きな圧をかけられるのです。

マッサージの方向は、心臓に向けてではなく、手足の末端に向けて行います。なぜかというと、強い圧をかけて心臓に向けて脚をマッサージすると、圧が腰にかかって、どんどん腰が重くなってしまうからです。逆に、足先に向けてマッサージすると、腰が楽になってきます。筋肉や関節を楽にするマッサージは、いわゆるマッサージの常識とは真逆なのです。

血管というのは、動脈から毛細血管を介して静脈にいたるまでループ状につながっていますから、たとえ末端に向けてこすっても血液の環流は促されます。ちょうど海水が表面では陸のほうに押し寄せていますが、海底ではものすごい力で沖のほうに引いているのと同じです。勢いよく末梢に向けて血液が流れれば、末梢から戻る血流も促されるのです。

なお、静脈とリンパ管には逆流を防ぐ弁がありますから、手足の末端に向けてこすった場合でも、静脈やリンパ液が逆流することはありません。

時間をかけて多くのオイルをすり込む

マッサージをするタイミングは、入浴後か就寝前、あるいは起床後などがよいでしょう。特に入浴後は、身体が温まっているので効果的です。ただし浴室内で行うのではなく、浴室から出てタオルで水気を十分にふき取ってからオイルをすり込むことが大事です。オイルの吸収性は、皮膚が乾いているほうがよいからです。

マッサージする時間は、1回に最低5分はかけて行いましょう。できれば10〜15分くらいかけるとよいです。効果を高めるコツは、少しでも多くのオイルを、時間をかけてすり込んであげることです。

①鵞足＆半腱様筋のマッサージ

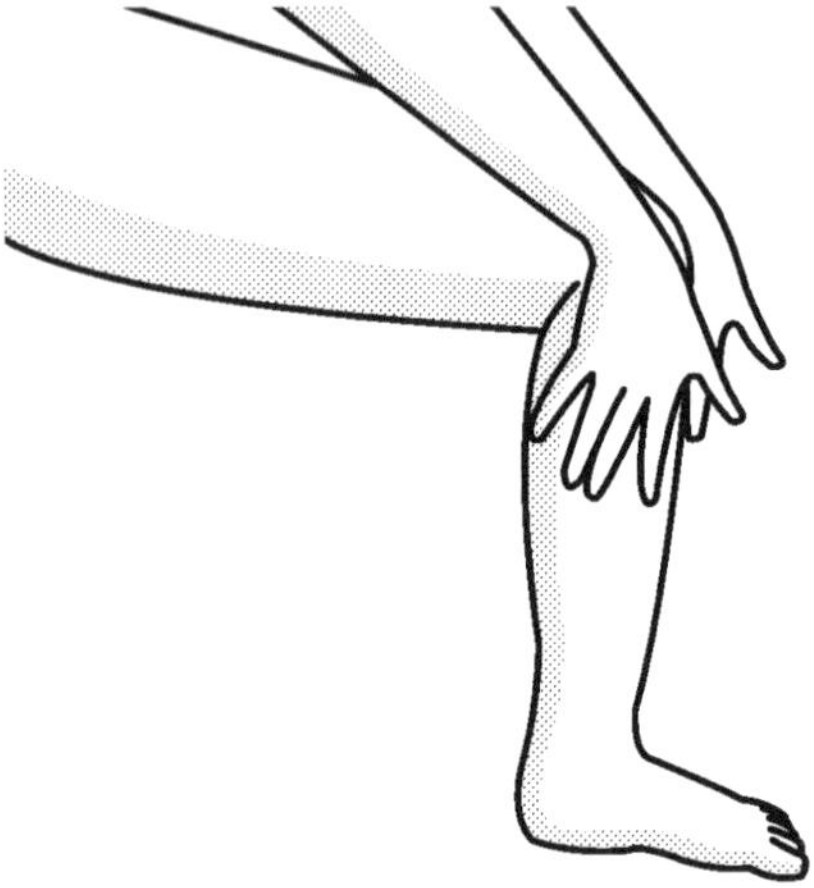

＊手根部の小指側で、足の末端に向けてオイルをすり込む

＊入浴後、就寝前、起床後などに行うとよい

＊１回のマッサージは最低５分、できれば10～15分。少しでも多くのオイルを時間をかけてすり込むとよい

②前脛骨筋のマッサージ

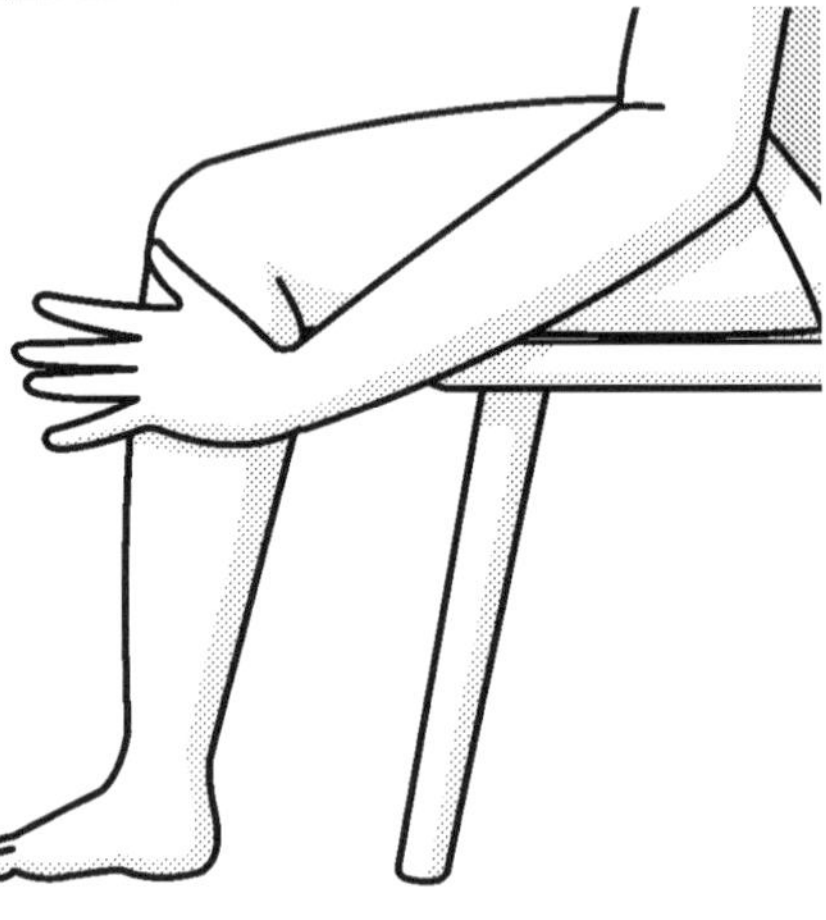

③大腿四頭筋の外側のマッサージ

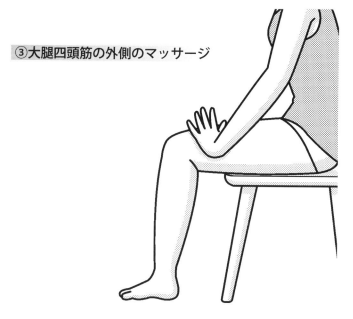

④腰のマッサージ

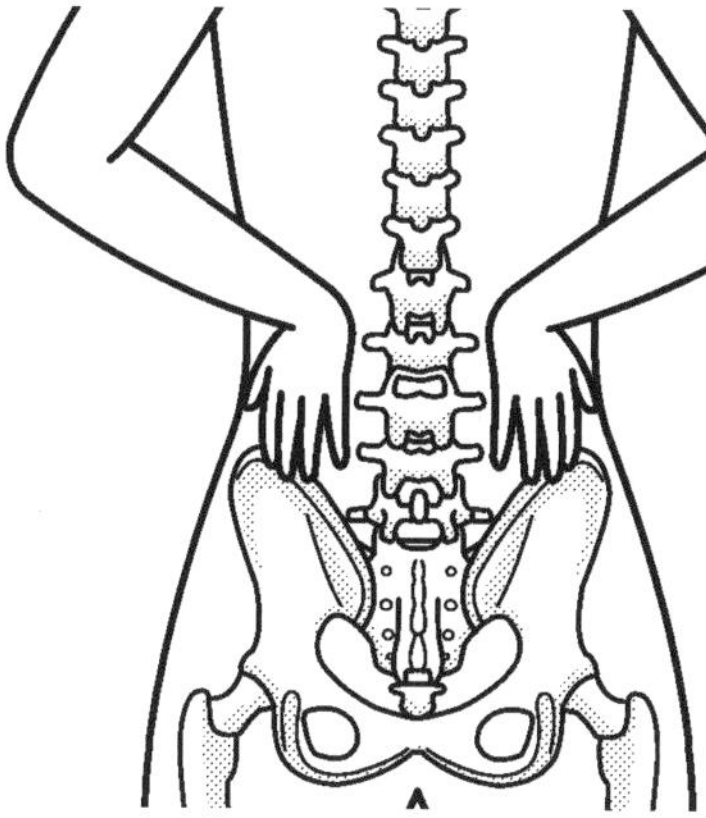

＊腰は、掌でオイルをすり込む

「下腹部のオイルマッサージ」が膝によいことも

膝の痛みに対して、下腹部のオイルマッサージが有効なこともあります。患部は膝なのに、なぜ下腹部のオイルマッサージなのか不思議ですよね？　私がその関係性に気がついたきっかけとなったエピソードからお話ししましょう。

下腹の状態が脚への血流に影響する

私は26歳のときに、コロニクスを何度か行ないました。コロニクスというのは腸内洗浄のことで、２ℓの容器に塩を少々混ぜた温湯を、肛門から注入して結腸を洗浄するのです。ある冬の日に、トイレ兼用のユニットバスでコロニクスをしたときです。寒い日だったので注入されるまでにお湯が冷えてしまうだろうと思って、少し高めの温度のお湯を使ったのです。

すると、みるみる左のももだけが赤くなってきたのです。お尻は熱く感じないし、右ももは普通の色のままでしたが、左ももの皮膚が真っ赤になったのですぐに中止しました。

それ以来コロニクスはしなくなりましたが、この体験で重要なことを学びました。それは、「直腸あたりの状態が左脚の血流に大きく影響する」ということです。

直腸やS状結腸のあたりは形状が複雑なため便が詰まりやすく、痔やポリープ、ガンなどもできやすい箇所です。そういった病変によって肛門周辺から直腸、S状結腸などの粘膜が充血すると、左脚への血流が悪くなって、左脚の膝痛や神経痛が起きると考えられます。

また、盲腸などで右側の下腹部に手術痕がある人は、右脚への血流が悪くなって、右脚の膝痛や神経痛が起きやすくなる傾向があります。手術の傷跡は、皮膚の表面だけでなく内部の組織も硬くなっているため、傷跡がある側の脚への血流が悪くなるのです。

腹部へのオイルマッサージで脚への血流を促す

このように、膝への血流を悪くしている原因が下腹部にある場合は、下腹部にオイルをすり込んでマッサージすると効果的です。

50年前の手術の傷跡でも、毎日オイルをすり込み続けると、徐々に柔らかくなってきて、

1年も経つとほとんど目立たないほどになります。

また、腹部にオイルをすり込むと便通がよくなりますから、直腸やS状結腸の充血や炎症を緩和できる可能性もあります。

このように、下腹部のオイルマッサージで腸の充血やうっ血をなくすことによって、膝への血流を促して、膝痛を改善していくこともできるのです。

3　温める

冷やすのはNG、温めるだけでも楽になる

オイルをすり込みながら、あるいはすり込んだ後に、遠赤外線で膝を温めると相乗効果が期待できます。反対に、膝を冷やすと痛みを悪化させてしまいますので、注意が必要です。次のような例があります。

腰のアイシングで膝まで冷えてしまった

私の整体院に来た70代の女性から聞いたお話ですが、腰が痛くて近所の接骨院に行ったところ、腰にアイシングをされたそうです。すると腰から足まで冷えてしまって、身体全体が寒くてその日の晩は一睡もできなくなりました。その結果、腰だけだった痛みが、翌

日には膝まで痛くなって、歩くのがより困難になってしまいました。

私が、足から遠赤外線を当てながら腰にオイルをすり込んでいくと、みるみる腰や膝の痛みがなくなって、楽に歩けるようになりました。

このように、足腰の痛みには冷やす処置は逆効果になり、反対に温めるだけでも楽になるのです。

温め方を間違えると危険！

足腰の痛みには温めるのが効果的です。ですが、だからといって温め方を間違えると、大変なことになることもあります。２つの症例をご紹介しましょう。

コタツが皮膚ガンの原因に

これは某テレビ局の健康情報番組で放映された恐ろしい症例です。

毎日何時間もコタツに座っていた70代の女性は、脛《すね》が痒くなりました。コタツで温まったせいで皮膚が乾燥して痒くなったのだろうと考えて、保湿クリームや痒み止めを塗っていました。それで一時は治まったのですが、またしばらくしたら痒みが出てきて、皮膚炎もひどくなりました。

それで仕方なく皮膚科を受診したら、ナント！　皮膚ガンという診断でした。しかもガンが骨に転移しているので、膝から下を切断せざるを得なくなりました。

皮膚ガンを発症した部位のすぐ真上に、コタツのヒーターがあったのです。毎日長時間、同じ部位を温め続けたことでヤケドになったのです。ところが本人はヤケドとは気づかず、単に乾燥して痒くなっただけと思って、ヤケドをし続けたことで、皮膚ガンになってしまったのです。さらに脛には筋肉が少なく皮膚のすぐ下に骨がありますから、脛骨にも転移しやすいのです。たかがコタツと侮ってはいけないのです。

重度の日焼けが歩けないほどの激痛に

もう一つ、私の体験もご紹介しましょう。

ある7月の休日に、海を見たくて電車で三浦海岸まで出かけました。ビーチは晴れていたものの、日差しは雲に遮られていて、日向にいても肌が焼かれる感じはありませんでした。ビーチで缶ビールを飲んで横になっていたら、いつの間にか眠ってしまいました。ところが1時間ほどして目が覚めたら、カンカン照りになっていたのです！　私はズボンを膝上までまくり上げていたので、脛の部分が赤くなっていました。

「これはヤバイ！」と思い、すぐに帰ることにしました。その日は特に痛くもなく、ヒリヒリもせず、無事に帰宅しました。

ところが、翌朝目が覚めて立った瞬間、両脛に激痛が走り、3秒も立っていられませんでした。膝から足首まで脛骨全体が〝骨膜炎〟になったかのような激痛でした。

横になっていれば痛くないのに、立って体重がかかると脛骨がひどく痛むので、まったく歩けない状態です。それでも午後から予約がビッシリ詰まっていたので、なんとかして整体院まで行かなければなりませんでした。

私はすぐにヒマシ油とピーナツオイルとオリーヴオイルの調合油をたっぷりすり込みました。30分ごとにオイルをすり込んでは、横になっていました。

すると、昼にはなんとか数分なら歩けるくらいになりました。タクシーを呼んで、整体院のあるビルの入口のすぐ前まで乗せてもらって、どうにか出勤できました。私の施術法はすべてイスに腰かけて行なえますから、なんとか無事に仕事はできました。

それから毎日オイルを何度も両脛にすり込み続けて、1週間で治りました。もしオイルの効果を知らなかったら、きっと入院する羽目になっていたでしょう。

脚が冷えると、なぜ膝が痛くなるのか？

足腰が冷えると腰や膝が痛くなることは、多くの人が経験していると思います。足腰が冷えると、なぜ関節が痛くなるのでしょうか？

その理由は、「モヤモヤ血管の怒張」にあります。モヤモヤ血管とは、本来必要がない血管で、炎症が起きた箇所にできやすい「新生血管」です。新生血管は、通常の血管と違って脆《もろ》いのが特徴です。

足腰が冷えると、通常の血管は収縮して血流量が少なくなります。血流を減らすことで、体温の放熱を防ぐのです。

ところが新生血管は、脆くてあまり収縮しません。すると、通常の血管が収縮して行き場を失った血液が、新生血管に流れ込むのです。その結果、新生血管が怒張して痛くなるのです。

低気圧の日に関節が痛くなるのも、新生血管が拡張するからです。低気圧になると大気から圧される力が弱くなるため、身体全体が膨張します。脆い新生血管は、通常の血管よりさらに膨張します。膨張するほど血液が多く流入して、痛くなるのです。

冷えや低気圧による痛みを防ぐには、モヤモヤ血管に血液が流れ込まないようにきつめのサポーターをしておくことです。つまり患部をギュッと締めつけておくと、痛くなりにくいのです。

遠赤外線を使った効果的な温め方

モヤモヤ血管に血液を流れ込ませないために、通常の血管の血流量を増やすことも有効です。それには、足腰を温かく保つことです。

オススメは、「遠赤外線で温める」ことです。遠赤外線は、太陽光線の温かさの主役です。上空は太陽に近いのに寒いことから分かるように、太陽は熱を直接、地上に届けているわけではありません。

太陽光線の80％を占めているのは赤外線で、なかでも8～14ミクロンの波長である遠赤外線がその多くを占めています。遠赤外線は、物体内の分子の共鳴振動を起こして、熱エネルギーを発生させます。つまり振動によって熱が生み出されて、温かくなるのです。遠赤外線を人体に照射すると、体内の水の分子運動が活発になって、身体の中から温まります。

家電のカーボンヒーターやハロゲンヒーター、セラミックス入りの使い捨てのカイロなど、遠赤外線を放射するものは色々ありますから、場所とニーズに応じて使い分けるとよいでしょう。

デスクワークでしたら、机の下にカーボンヒーターを置いておくとよいでしょう。最近のカーボンヒーターは省電力で、スイッチを入れるとすぐに温かくなるので、とても便利です。カーボンヒーターは、トイレや脱衣所などにも置いておくとよいでしょう。

身体を温めるコツ

では、カーボンヒーターが使えない場合は、どうしたらよいでしょうか？　いくつかの方法をご紹介しましょう。

レッグウォーマーや膝のサポーター

レッグウォーマーや膝のサポーターで保温するのは、とても効果的です。レッグウォーマーを使う場合は、足首から膝上までを覆うことが大事です。ハイソックスのように膝下までしかないと、膝の関節の冷えを防げません。

膝用のサポーターに、使い捨てカイロを貼り付けておくのもよい方法です。

カイロでお腹を温める

カイロでお腹を温めることも効果的です。すると、腹部で温められた血液が脚に流れていくので、脚が冷えにくくなります。また脚で冷えた血液が腹部で温まってから心臓に戻るので、心臓にとってもやさしい方法といえます。

ただし、下着に貼るカイロだと、ずっと位置が変わらないので低温ヤケドを起こす恐れがあります。ですから、貼らないタイプのカイロを袋に入れて腰に巻き

身体を温めるために	
家電	・遠赤外線ヒーター …カーボンヒーター、ハロゲンヒーター →部屋、トイレや脱衣所にも置くとよい →睡眠時は足元から弱めに温める →オイルやマグネシウム（後述）をすり込みながら、あるいはすり込んだ後に、膝を温めると相乗効果が期待できる
その他	・レッグウォーマー、膝のサポーター ・使い捨てカイロ ・靴下、室内履き ・速乾性に優れた下着

つけておくとよいでしょう。この方法ならば、多少はカイロの位置が動くので、低温ヤケドのリスクが小さくなります。

靴下や履き物で、足裏から熱が逃げるのを防ぐ

靴下は履いたほうがよいです。体温を最も奪われるのは、足の裏だからです。床が冷たい場所では、室内履き用のサンダルを履くようにしましょう。足裏からの放熱を少しでも防ぐことが、足腰の冷えを防ぐために重要だからです。

乾燥性に優れた下着をつける

木綿（コットン）の股引は履かないほうがよいでしょう。木綿は一度汗を吸うとなかなか乾かないため、長い時間濡れたままになると、体が冷えてしまいます。

速乾性に優れている天然繊維は絹ですが、高価で弱いのが難点です。合成繊維のほうが安価で丈夫ですから、天然繊維にこだわる必要はありません。下着全般にいえることですが、冷えを防ぐには速乾性を重視して選ぶことが大事です。

寝るときは部屋を適度に暖かくする

寝るときも、寒い寝室に寝るのはあまりよくありません。冬場など、寒い部屋に寝ていると、交感神経が緊張し、熟睡できなくなります。特に顔や首が寒いと、無意識に掛け布団を引っ張り上げてしまって、脚のほうには何もかかっていないことにもなりかねません。そうなると脚が冷えて、首や肩がガチガチに凝ってしまいます。

湯たんぽは、最も冷える明け方には冷たくなっていますから、あまり効果的とはいえません。

睡眠は身体を修復する時間ですから、リラックスして朝まで熟睡できるように、適度に温かいことが重要です。オススメなのは、足元から弱く遠赤外線を当てながら寝ることです。遠赤外線ヒーターであれば、部屋が明るくならず、寝具全体がホンワカ暖かい状態で眠れます。明け方に身体が冷えないように、一晩中つけっぱなしにするとよいでしょう。

ただし、寝汗をかかないように弱くして、火事にならないように寝具からある程度離すようにしましょう。寝室が狭くて離れた位置に遠赤外線ヒーターを置けない場合は、ヒーターを台にのせて寝具よりも高くするとよいでしょう。

効率よく身体を温める重要なコツ

最後に、効率よく身体を温める最も重要なコツをお伝えします。それは、「汗をかかないように温める」ことです。

汗をかくと、体温が下がります。基本的に汗は、体温を逃がすために出るのです。半身浴やサウナなどでガンガン発汗すると、汗とともに放熱されて体温が下がりますから、かえって冷えてしまうのです。また、汗の元は血液中の水分ですから、汗をたくさんかくほど血液の水分が減ってドロドロになり、脳梗塞や心筋梗塞などのリスクが高まります。

要するに、たくさん汗をかくほど温めるのは逆効果で、身体は全然温まらないのです。効果的に温めるコツは、「汗をかかない程度の温かさ」にあります。

第2章

筋肉をゆるめる
マグネシウム・マッサージ

1 痛みを取るマグネシウムパワー

マグネシウムについて

マグネシウムの語源は、古代ギリシャのマグネシア地方に由来します。エーゲ海に面したマグネシア地方には「マグネシア・アルバ」という白い物質が産出し、色々な病気の治療に使われてきました（「アルバ」は、「白い」という意味）。これがマグネシウムです。

「エプソム・ソルト」として知られている硫酸マグネシウムは、欧米では何百年も前から入浴剤として使われてきました。近年では、美容やダイエットに効果抜群として、ヴィクトリア・ベッカムやジェニファー・ローレンス、リブ・タイラーなどのハリウッドセレブ女優たちも、こぞって愛用しているようです。マグネシウムによって代謝が上がることや、肌の保湿力が高まることなどが期待できます。

ちなみに、なぜ硫酸マグネシウムが「エプソムソルト」と呼ばれるようになったのかというと、イングランドのサリー州エプソムの町で発見され、見た目が白く塩に似ていたことからその名がついたといわれています。

マグネシウムには、筋肉や関節の痛みを軽減する効果もあります。サプリメントも市販されていますが、マグネシウムは大量に摂っても吸収が非常に悪いため、痛みには効きません。下痢として作用するだけです。通常マグネシウムは、下剤として使われています。マグネシウムは吸湿性が高いため、腸内で水分を吸収して膨張することによって腸管を刺激し、便通を促します。

では、どうしたらマグネシウムを効果的に補えるのでしょうか。マグネシウムの働きとともに説明していきましょう。

必須ミネラルとしてのマグネシウム

マグネシウムは美容に効果的なだけではなく、必須ミネラルでもあります。必須ミネラルとは「欠乏すると症状が現れ、補充すると治癒するミネラル」で、全部で29種類あります。必須ミネラルはさらに、「主要ミネラル」と「微量ミネラル」に分類されます。主要ミネラルは「1日の摂取量が100mg以上必要なもの」で、マグネシウム、カルシウム、ナトリウム、カリウム、リン、硫黄、塩素の7種類です。

このうち、ほとんどの人が不足しているのがマグネシウムで、日本人は毎日平均100mg不足しているといわれています。すると体内の様々な代謝が悪くなり、代謝不良がいずれ痛みや病気として現れてくるのです。

マグネシウムは酵素の働きに不可欠

なぜマグネシウムが不足すると代謝が悪くなるのかというと、「酵素」が働かなくなるからです。体内の代謝は、すべて酵素によって行なわれています。酵素とは体内で触媒として働くものです。触媒とは、それ自体は化学変化をせずに、他の物質との化学変化を速める物質のことです。

酵素の働きは、食物の消化・吸収、老廃物の排泄、エネルギー産生、体液量の調整、体液の浸透圧の調整、神経の伝達、ホルモン分泌の調整など、実に多岐にわたります。つまり代謝の数だけ酵素が必要で、体内には数千種類もの酵素が働いています。

すべての酵素の核となるのがミネラルで、マグネシウムは７００～８００種以上の酵素に不可欠であることが分かっています。

マグネシウムがないと、エネルギーは作れない

とりわけ重要なのが、「ＡＴＰ（アデノシン三リン酸）を作る補酵素」としての働きです。細胞はブドウ糖を取り込んでも、そのままエネルギーとして使えるわけではありません。細胞に取り込まれたブドウ糖は、まず解糖されてから、ミトコンドリアで大量のＡＴＰが作られます。すべての細胞は、ＡＴＰをエネルギーとして使っているのです。このＡＴＰを作るプロセスに、マグネシウムが欠かせないのです。

つまり、マグネシウムが足りなければ、いくらブドウ糖を摂っても、細胞はエネルギー不足に陥るのです。その結果、疲れやすくなり、だるさや眠気が強くなります。

筋肉細胞も、ATPがなければ力を出せず、その結果、筋肉が疲弊し、いずれ筋肉痛や関節痛を引き起こすことになります。

マグネシウムは「天然の筋弛緩剤」

マグネシウムとカルシウムはどちらも必須ミネラルで、互いに作用し合って体の健康が維持されています。

体内のカルシウムの99%は骨と歯に蓄積されていて、血液中には1%ほどしか存在せず、細胞内には0・01%とごく微量しか存在しません。細胞内にカルシウムが少ないのは、カルシウムと拮抗する作用を持つマグネシウムに満たされているからです。

ところがマグネシウムが不足すると、細胞内にカルシウムが過剰に流入します。すると、全身の筋肉が緊張・硬化し、けいれんやこむら返り、不整脈や狭心症、高血圧、頭痛や喘息などが起きるようになるのです。

たとえば、血圧降下剤として「カルシウム拮抗薬」が使われています。カルシウムが血管の筋肉に過剰に流入すると、血管が収縮して血圧が高くなります。そこでカルシウムの働きを阻害してやることで、血管を弛緩させて血圧を下げようとしているわけです。つまりカルシウムが、血管を収縮させて血圧を高くするのです。

また、過剰なカルシウムが血管の内壁に蓄積すれば、動脈硬化になります。動脈硬化によっても血圧が高くなり、心臓病や脳梗塞などのリスクも高まります。

神経細胞にカルシウムが過剰に流入すると、神経が興奮します。その結果、頭痛やイライラ、神経過敏、不眠などといった症状が起きます。カルシウムは「興奮剤」なのです。

筋肉の細胞にカルシウムが過剰に流入すると、筋肉が硬くなり、足がつったりこむら返りが起きたり、目の下がピクピクしたりなどといった症状が起きます。肩関節にカルシウムが蓄積すれば、五十肩になります。気管支にカルシウムが蓄積すれば、喘息が起きやすくなります。腎臓に過剰なカルシウムが集積すれば、尿路結石ができます。

つまり、過剰なカルシウムは「毒」にしかならず、そんなカルシウムの弊害を防いでいるのが、マグネシウムなのです。

マグネシウムは、細胞に過剰なカルシウムが流入するのを防いでおり、細胞内がマグネシウムに満たされていれば、筋肉は弛緩して柔らかく、神経もリラックスして、血圧も正常に下がります。そのためマグネシウムは、「天然の筋弛緩剤」「天然の神経弛緩剤」「天然のカルシウム拮抗薬」といわれています。

そんなマグネシウムが、日本人は毎日１００㎎不足しているのです。

マグネシウムを効率よく摂るには

マグネシウムは胃腸からの吸収率が低い

マグネシウムが不足しているからといって、高濃度のマグネシウム・サプリメントを飲んでも、マグネシウムの吸収率は低く、下痢になるだけです。比較的吸収性が高いといわれる塩化マグネシウム（ニガリ）でさえ、吸収率は４％ほどといわれています。酸化マグネシウムはさらに吸収率が低く、岩石を砕いただけのドロマイトはまったく吸収されないと思ってよいでしょう。つまり、マグネシウムをサプリメントで補うのは難しいのです。

では、食品からの摂取はどうでしょうか？

玄米や豆類には、マグネシウムが豊富に含まれています。しかし、玄米や豆類に多量に含まれているフィチン酸やシュウ酸によって、マグネシウムが吸着されて排出されてしまいますから、たいして吸収されません。

あらゆる食品の中で、マグネシウムが断トツに多いのがココアで、次が海藻類です。また、魚介類やソバもマグネシウムが豊富に含まれています。

しかし、せっかくマグネシウムが豊富な食品を食べても、すべてが吸収されるとは限りません。ミネラルは胃酸でイオン化されないと吸収されず、したがって胃弱で胃酸があまり分泌されない人や、胃酸を抑える薬を服用している人は、ミネラルを十分に吸収できません。また、加齢によっても胃酸の分泌量が減りますし、特に胃ガンなどで胃を切除された方は、食物からマグネシウムを吸収するのは難しいでしょう。

マグネシウムは皮膚から吸収できる

では、どのようにしてマグネシウムを摂ればよいでしょうか？　皮膚からすり込めばよいのです。マグネシウムは胃腸からの吸収率は悪いのに、皮膚からは簡単に吸収されるのです。

ただし、高濃度のマグネシウム溶液を肌につけると、皮脂がなくなって瞬時に皮膚がガサガサ、ザラザラになってしまいます。ですから、濃度が高いほうがよいというわけではありません。また、肌荒れや皮膚炎などで皮膚のバリア機能が弱くなっている場合は、ミネラルの刺激で軽い炎症を起こす恐れがあります。

ですから、まずオイルをすり込んで皮膚のバリア機能を補強して、それからマグネシウム溶液をすり込むようにすると安全です。

関節の痛みを和らげるマグネシウム・ローション

痛みや腫れに効果的

私は、何種類かのマグネシウム塩を用いて様々な濃度のマグネシウム溶液を試作し、理想的な配合を見出しました。そうしてできあがったオリジナルのマグネシウム・ローションを施術に取り入れ、非常に大きな効果をあげています。

マグネシウム・ローションを使い始めて間もなく、左の手首がリウマチのように腫れあがって何カ月も痛みが取れない50代の女性が、私の整体院に来ました。

湿布をしても、オイルをすり込んでも、まったく痛みと腫れが取れなかったそうです。普通ならステロイドが必要なケースですが、彼女は昔、皮膚炎の治療でステロイドを使っていたので、「絶対にステロイドは使いたくない」と言います。

そこで、マグネシウム・ローションをたっぷりとすり込みました。あっという間に吸収されるので、すぐにまたスプレーしてすり込みます。それを何度も何度も繰り返しました。するとお30分ほどで、だいぶ痛みと腫れが引きました。

家でも毎日すり込んでもらうようにしたところ、3カ月ほどでほぼ痛みと腫れがなくなりました。

手首の関節だけでなく、肩でも、腰でも、膝でも、どこの関節の痛みでもマグネシウム・ローションをすり込むと、すぐに筋肉が柔らかくなって痛みが和らぎます。

また、コットンやティッシュペーパーなどに含ませて、痛い箇所にしばらく貼り付けておくのも効果的です。寒い時期には、マグネシウム・ローションを温めてから使うと気持ちもよいし、効果もより高くなります。

マグネシウム・ローションの作り方

マグネシウム・ローションは、ニガリやエプソム・ソルトを水に溶かせば作れます。ただし、濃度を濃くすると肌が荒れますから、薄めに作ることが大事です。個人差が大きいので一概にはいえませんが、マグネシウム塩濃度1〜3％くらいが適切だと考えられます（海外で市販されているマグネシウムオイルは、約27％も塩化マグネシウムが含有されています）。

ちなみに私が開発したマグネシウム・ローションは、体質研究所で販売

マグネシウムを使ったケア	
マグネシウム・ローション	【作り方】 ・水の重量の１〜３％くらいのニガリやエプソム・ソルトを水に入れて溶かす。スプレー容器に入れると使いやすい。 ※雑菌が繁殖するので３日以内に使い切ること。 【使い方】 ・肩、腰、膝など、関節の腫れや痛みがある箇所にすり込む ・コットンやティッシュに含ませて、痛い箇所にしばらく貼り付けておく ・寒い時期には温めてから使うのも効果的
エプソム・ソルト	・浴槽に 500 ｇほど入れて入浴する

しています。きわめて浸透性と殺菌力が高い電解水に、マグネシウムが豊富な天然塩と、セラミドやヒアルロン酸といった天然保湿成分を配合しています。自分で作るのは不安だという方は、このローションをお使いになるとよいでしょう。

また、浴槽にエプソム・ソルトを入れて入浴するのも効果があります。痛みに効果があるとされる量は1～2kgといわれていますが、それだけの量を入れるのは不経済で、肌荒れも心配です。ですから500gを目安にされるとよいでしょう。

2 膝の水は抜かないほうがいい？

膝の水は治すために溜まっている

膝に炎症が起きると、膝に水が溜まってきます。整形外科ではその水を抜いて、ヒアルロン酸を注入することが一般的ですが、水を抜くのは本当に効果的なのでしょうか？

私は基本的に、水は抜かないほうがよいと考えています。なぜかというと、「水は治すために溜まっている」からです。理屈はさておき、まずはある男性の例を挙げてみましょう。

変形性膝関節症でも、膝痛がなくなった

71歳の男性は、正月休みに奥様と息子夫婦たちとゴルフをしました。プレーの途中から右の膝が痛くなり始めましたが、我慢しながら最後まで回りました。すると帰宅中から痛

みがひどくなって、右脚がパンパンに腫れて、歩行すら困難になりました。

4日後に整形外科で診てもらったら、「変形性膝関節症」と診断されました。そして、水を抜いてからヒアルロン酸を注入するという一般的な治療が施されました。それから6週間にわたって毎週2回ずつ水を抜いてヒアルロン酸を注入し、毎日痛み止めを服用しましたが、まったく痛みが取れませんでした。それに、5週目には胃が悪くなっていました。

それで私の整体院に来ました。私は、その男性の脚にオイルとマグネシウムをすり込んで遠赤外線で温めました。ご自宅でも毎日、オイルを脚にすり込んで10分間温熱パッドで温めることをしてもらいました。

すると1週間で、電気が走るような神経的な痛みがなくなりました。

その翌週には、ほとんど痛みがなくなり、通常の歩行ができるようになりました。

そして3週間で、こわばりが少しある程度になり、ほぼ完治といえる状態になりました。

このような体験をしてこの男性は、「水を抜くのはナンセンスだと分かった」と言います。

また、「痛み止めの服用で胃の具合が悪くなり、1カ月半毎週2回も通って治らないために、うつ気味になっていった」ということです。

私がした施術は　毎週1回オイルとマグネシウムを脚にすり込んで、遠赤外線で温めただけです。たったそれだけで、わずか3週間で痛みがなくなってしまったのです。

このような例は、決して珍しくはありません。ほとんどの場合、オイルやマグネシウムをすり込んで、温めることで短期間で痛みが軽減します。水を抜く必要はなく、むしろ抜かないほうがよいのです。

膝の水には、治すための成分が入っている

なぜ、水を抜かないほうがよいのでしょうか？　すでに述べたように、膝に溜まった水は、「治すために溜まっている」からです。

ケガをした場合も同じです。かつては出血したら、乾かして止血すればよいと考えられていました。乾けば血小板が凝固して、出血が止まるからです。ところが、乾かしてしまうとカサブタができて、かえって治りが遅くなることが分かりました。

そこで近年は、傷を乾かさないで処置するように治療常識が変わりました。それが「湿

潤療法」です。湿潤療法では、「傷の部位に溜まった浸出液の中に、治すために必要なものがすべてである」と考えています。したがって、浸出液を保持することが治すために最も重要であると説かれています。

そのために、傷口に溜まった浸出液を保持するハイドロコロイドを用いたパッドやバンドエイドが開発されて、傷やヤケドなどの治療に用いられています。

皮膚の傷だけでなく、関節の損傷にも同じことがいえます。痛いということは、関節内のどこかが傷ついているのです。滑膜や靭帯や腱などが傷ついているわけです。どこが傷ついたとしても、その周囲には浸出液が溜まってきます。その浸出液に、治すために必要な成分が含まれているのです。ですから抜いてしまうのは、もったいないのです。

ヒアルロン酸が逆効果になることも

次に、ヒアルロン酸について考えてみましょう。

ヒアルロン酸は、タンパク質を豊富に含んだ粘性のある液体で、私たちの身体の中では軟骨のコラーゲンの隙間（プロテオグリカン）に蓄えられています。ヒアルロン酸によって、関節の動きがスムーズに行えるわけです。

関節運動の潤滑油であるヒアルロン酸を注入することは、軟骨がまだ残っていて、関節腔に十分なスペースがある場合は有効かもしれません。

ところが、軟骨がなくなって、骨と骨の隙間がほとんどない狭い関節腔にヒアルロン酸を注入すると、蓄えておくスペースがないため、関節が膨張して、かえって痛みが増悪してしまうのです。

「それなら関節腔のスペースに合わせて少量のヒアルロン酸を注入すればよいではないか」と考えるのが当然でしょう。ところがヒアルロン酸1パックの容量は決まっていて、「全部入れてしまわないと、残った分は廃棄されるのでもったいない」といった理由で、必要以上の量が注入されてしまうことが多いのです。

ですから、ヒアルロン酸の注入は逆効果になることもあるのです。

痛み止めには副作用がある

さらに、痛み止めはどうでしょうか？

痛み止め（消炎鎮痛剤）が痛みを軽減する原理は、痛みを増強する物質である「プロスタグランジン」の生成を抑えることによるものです。プロスタグランジンが生成されなければ、痛みを感じにくくなるのです。

ところがプロスタグランジンには、痛みを増強させるほかに、「胃腸の粘膜を保護する」という働きもあります。そのため、プロスタグランジンの生成を抑えると、胃腸の粘膜も弱くなってしまうのです。痛み止めを長期に使い続けると、胃潰瘍や過敏性腸症候群、慢性の下痢や腹痛などといった症状に悩まされる恐れもあります。痛みを抑える原理は、ゲルやクリームや湿布でも飲み薬と同じですから、塗り薬や湿布でも同様の副作用が起きるリスクはあるのです。

さらに、痛み止めには「全身がむくむ」という副作用の恐れもあります。痛み止めは、「痛くてどうしようもないときに短期間用いる」のは問題ありませんが、長期にわたって使い続けるのは避けたほうがよいでしょう。

自然治癒のプロセスを促すことが大切

では、水を抜かず、ヒアルロン酸を注入せず、痛み止めを使わずに、痛みを軽減して治癒を促すには、どうすればよいのでしょうか？

まず、「傷が治るプロセス」から説明しましょう。どんな傷でも、次の3つのプロセスを経て治っていきます。

第1段階：血小板が凝固して、止血する。
第2段階：炎症が起きて、腫れる。
第3段階：周囲の細胞が細胞分裂して、組織を修復していく。

「止血」→「炎症」→「修復」。これが、傷の自己修復プロセスです。

まず、損傷によって傷ついた血管からの出血を止めるために、血小板が凝固します。次に、炎症が起きてズキズキ痛み出し、腫れたり発熱したりします。ここが最も不快なときですが、治すために腫れるのです。

傷ついた箇所では、死んだ細胞を除去したり、細菌感染から防御したりするために、炎症が起きて腫れるのです。死んだ細胞を、好中球やマクロファージがどんどん食べていって除去していきます。また感染した細菌も、好中球やマクロファージが貪食して退治していきます。こうして免疫細胞たちが活発に働くほど、腫れてズキズキ痛んだり発熱したりします。つまり、腫れや痛みは、免疫細胞が必死に治している証なのです。

こうして死んだ細胞の除去と細菌の退治を終えると、生き残った周囲の細胞が盛んに細胞分裂していって元の組織に修復していきます。これが生体に本来備わった「自己修復メカニズム」であり、「自然治癒システム」です。

炎症を無闇に鎮静させないこと

自然治癒を促す秘訣とは、「止血↓炎症↓修復」という3つのプロセスを早めることにあり、そのポイントは、第2段階の「炎症」にあります。

炎症によって腫れて痛むのは確かにつらいものですが、治すためには欠かせません。

風邪を引いたときも同じで、ウイルスに感染すると鼻や喉の粘膜が腫れて、発熱します。咳やくしゃみ、鼻水などが出るのは、粘膜で増殖したウイルスを追い出すためです。また熱が出るのは、免疫細胞の働きを高めるとともに、ウイルスを弱体化させるためです。ですから、総合感冒薬に配合されている解熱剤を飲んで熱を下げてしまうのは、ウイルスに味方しているようなものです。つまり風邪薬でかえって風邪が治りにくくなるのです。

風邪を引いたときは、まず身体を温めることが大事です。平熱より高いのにゾクゾクと寒気がするのは、「もっと体温を上げなければいけない！」という脳からのＳＯＳなのです。ですから、温かいものを飲んだり食べたり、遠赤外線で腰やお腹を温めてあげると早く治ります。

炎症を冷やすと免疫細胞の働きを妨げる

こうした身体の仕組みは、捻挫や打撲も基本的に同じです。冷やしたほうがよいのは、第1段階の「止血」の時期だけです。その後の「炎症→修復」期には、温めたほうが早く治るのです。

ところが通常は、炎症が起きたら冷やしてしまいます。確かに冷やせば腫れが引いて、すぐに楽になります。しかしその効果は一時的なもので、長くは続きません。冷やして血管が収縮すれば血流量が減って、免疫細胞の働きも弱くなってしまいます。そのため、冷やしているといつまでたっても治らないのです。

「急がば回れ」というように、炎症で腫れたら、温めて血管を拡張させ、免疫細胞に活発に働いてもらうことです。すると一時的に痛みと腫れが増しますが、結局は早く治るのです。

このように自然治癒を促すコツは、「炎症が起きているときに、温めて免疫細胞を応援してあげる」ことです。免疫細胞は、体温が高いほうが活性化するからです。

つまり、オイルやマグネシウムをすり込んで、温めて免疫細胞を活性化してあげればよいのです。後は免疫細胞が仕事を終えるのを待てばよいのです。

第3章
ストレッチをやめて、揺らす

1　ストレッチで痛みが悪化する！

頑張ってストレッチをしている人ほど注意！

足腰の痛みに悩んでいる方の多くが、治すためにストレッチをしています。整形外科や治療院やスポーツジムでも、口をそろえてストレッチを奨励しています。ところが実はストレッチによって、腰や膝の痛みをより悪くさせているのです。

「そんなバカな！」と思われる人も多いでしょう。しかし腰や膝が痛い人がストレッチを熱心にすればするほど、かえって痛くなってしまうのです。まずは論より証拠、ある男性の例をお話ししましょう。

膝の軟骨がなくても痛みはなくなる!

当時73歳の男性は、ゴルフで左の膝を痛めて以来、2年間も整形外科や大学病院に通ってまったく痛みが取れませんでした。

大学病院の検査では、「軟骨も半月板も完全になくなっているので、もう治る見込みはありません。後は人工関節にするしかないでしょう」と言われました。それでもその男性は「人工関節は入れたくない。杖だけは使いたくない」と言って、傘を杖代わりにしてどうにか歩いていました。いくら平然を装っていても友人にはすぐ見抜かれて、「膝痛いの？いいトコ紹介するからすぐに行きなよ」と勧められて、奥様に付き添われて私の整体院に来られました。

原因を探るために色々お話を伺ったら、30年以上1日も欠かさず毎朝30分「真向法」をしていると言います。その男性は20代で起業して、年商50億もの会社を一代で作った人物で、一度やると決めたら徹底してやる人でした。両脚を180度開いて、前屈して額が床につくのを自慢にしていました。

私は「膝の痛みが取れない一番の原因は真向法ですから、今日から止めてください」と説明しましたが、納得してもらうまでに1時間以上かかりました。そして、家でも毎日オイルをすり込むように説明しました。

それでも「真向法が膝の痛みに悪い」ということは、なかなか合点がいかなかったようで、少しでも調子がよくなるとやってみたくなる。するとすぐに痛くなるといったことを何回か繰り返して、半年くらいたってようやく「真向法で悪くなる」ことが腑に落ちたようです。

熱心に施術に通った甲斐あって、1年で7割がた痛みが取れました。そして1年3カ月後に、再びゴルフができました。しかし、翌日にはまた痛くなりました。それから2カ月後に再びゴルフをしたら、今度は翌日に痛くなりませんでした。そのまた3カ月後にもゴルフをしても、翌日痛くなりませんでした。

こうして施術を始めて1年半ほどで、再び普通にゴルフができるようになったのです。もちろん、杖代わりの傘も不要になりました。そして、階段の登り降りもできるようになりました。

施術を始めて1年11カ月後に、「軟骨がどうなっているのか確認したい」といって、以前にかかっていた大学病院で再度調べました。結果は残念ながら、「軟骨は再生していない」ということでした。「一度なくなった軟骨は再生しない」という医学常識の通りでした。

しかし、この検査結果は、「軟骨がなくても痛みは取れる」ことをハッキリと示しているといえます。そして一度は諦めていたゴルフが、またできるようになったのです。軟骨がなくても、痛みさえなければゴルフができるのです。

膝の痛みを悪化させるストレッチ

この男性のように、真向法を止めて痛みがなくなった例は、ほかにもたくさんあります。

では、なぜ真向法が膝の痛みを悪化させるのでしょうか？　真向法は、4つのストレッチから成り立っています。

①膝を曲げて両足裏を合わせて前屈

②両脚を前に伸ばして前屈
③開脚して前屈
④正座から身体を後ろに倒す

この4つのうち、特に膝に悪いのが、④の「正座から身体を後ろに倒す」です。膝の関節の間には「半月板」があります。このポーズは、半月板をテコの力で強力に押しつぶすことになりますから、続けているといつかは割れてしまいます。半月板には血管がありませんから、一旦割れると再生することはありません。

また、膝の痛みを助長するのが、②と③の前屈です。いずれもハムストリングスが伸ばされます。すると、前に「効果的なマッサージポイント」として説明した「鵞足」の部分が引き伸ばされて痛くなるのです。

筋肉を伸ばすことで、筋肉の付け根が痛む

ハムストリングスだけでなく、ふくらはぎやアキレス腱など、脚の裏側を伸ばす動作は

すべて鵞足を緊張させて痛みを増大させます。

筋肉を伸ばすと関節が痛くなるのは、骨が引っ張られるからです。骨と筋肉（腱）の接合は、頭皮の毛根にたとえられます。髪の毛を引っ張られたら頭皮が痛いのと同じです。髪の毛が頭皮から抜けそうになるから痛いのです。

筋肉と骨も似たようなもので、筋肉を伸ばすと、腱が骨を強く引っ張るから痛くなるのです。例えばハムストリングスをストレッチすると、脛骨に付着している部分（鵞足）が痛くなるのです。ですから、膝の痛みを早くなくしたければ、ハムストリングスやふくらはぎなどをストレッチしてはいけないのです。

したがって、前屈や開脚をはじめ、アキレス腱のストレッチなども絶対にしてはいけません。起きる前に、寝床で伸びをして脚を伸ばすのもNGです。また、イスに腰かけて両足を台にのせた姿勢も、脚の裏側が伸ばされるので、しないように気をつけましょう。

膝の痛みを減らすコツは、「常に膝を少し曲げておく」ことです。ほんの少しでよいので、膝を常に曲げておく。そして体重をつま先ではなく、踵（内踝の直下）にのせるようにすることです。そうすると鵞足が緊張しないので、痛みにくくなるのです。

2 効果的な「筋肉のゆるめ方」とは？

ストレッチでよくなるという思い込み

「ストレッチをするな」と言われても、「筋肉を柔軟にするには、ストレッチが有効なのでは？」と思う方も多いでしょう。ところが実は、ストレッチをしても筋肉は柔らかくはならず、かえって硬くなってしまうのです。

熱心なストレッチが腰痛の元に

実際に、熱心にストレッチをしてきたことで、25年間も腰痛で苦しんだ元競輪選手がいます。

かつて競輪選手だった頃に腰を痛めて以来、治療院を１００箇所以上行ったのに、まったくよくなりませんでした。選手を辞めてからもよくならず、ついには15分歩いたら一休みしなければならないほど、腰痛がひどくなってしまいました。

ところが、私が考案した背骨を反らせる運動を毎日続けたところ、25年間何をしても治らなかった腰痛と肩コリが、わずか2週間ほどで劇的によくなってしまったのです。

彼は「身体が硬いからギックリ腰になる」と思って熱心にストレッチして、何度もギックリ腰を繰り返して、どんどん悪化させてしまっていたのです。

ストレッチをすると硬くなる⁉

ストレッチをすると筋肉が柔軟になるというのは、単なる思い込みにすぎません。ストレッチして伸ばしている筋肉を触ってみれば、とても硬くてビックリするでしょう。ストレッチをすると、筋肉が硬くなるのです。

硬くなれば当然、動きも悪くなります。ためしにアキレス腱のストレッチをした後に、走ってみると分かると思います。足首の動きが悪くなって、走るのが遅くなるでしょう。

だから短距離選手がスタート前に、アキレス腱のストレッチをすることはありません。手足をブラブラ振っているだけです。

私たちが散歩やウォーキングに出かける前にも、腰やアキレス腱のストレッチなんかしないで、両足を交互にブラブラ振る程度でよいのです。

筋肉が硬いのは、膨張しているから

そもそも凝っている筋肉は、「縮んで硬い」のではなく、「膨張して硬い」のです。

自動車のタイヤを考えると分かりやすいでしょう。タイヤが重い重量を支えて道路を走れるのは、空気によって膨らんでいるからです。空気圧で硬くなっているタイヤを、伸ばして柔らかくなるでしょうか？　そんなことをしても、せいぜいヒビが入るだけです。

タイヤを柔らかくするには、どうすればいいか？　それは空気を抜けばよいのです。

筋肉も同じです。筋肉を膨張させているのは、筋肉の中に溜まった「疲労物質」です。

筋肉を柔らかくするには、筋肉の中にたまった疲労物質をリンパに排出してあげればよいのです。それには、筋肉を縮めればよいのです。

水を含んだ雑巾やタオルをいくら引っ張っても、水を絞り出すことはできません。タオルに含まれた水を出すには、タオルを縮めなければなりません。筋肉も同じで、縮めて疲労物質を出してあげればよいのです。

膝の痛みと筋力低下の関係

膝が痛くなるのは、太ももや臀筋群（お尻の筋肉）の筋力低下も関係しています。そしてストレッチは、その筋力低下にも拍車をかけます。

現に、「ストレッチをすると筋力が低下する」という研究データが発表されています。テキサス大学の調査では、「ある筋肉をストレッチすると、ストレッチしていない筋肉も弱くなる」といいます。たとえば左脚のストレッチをすると、ストレッチしていない右脚の筋力も弱くなるというのです。

さらに、クロアチアのザグレブ大学の研究チームが、プロのアスリートらを対象に調査したところ、「45秒以上の静的ストレッチにより、筋力は平均5・5%ダウンし、跳躍力や瞬発力も平均3%ダウンした。ストレッチを90秒以上すると、筋力はさらに顕著な低下を見せた」という研究発表をしています。

スポーツ科学誌『The Journal of Strength and Conditioning Research』でも、「ストレッチの後は、ウエイト・リフティングで上げられる重量が8・3%減少した」という報告が掲載されています。

ストレッチをすると筋肉や腱が柔軟になって運動のパフォーマンス向上やケガの予防につながるというイメージがありますが、実は筋肉が瞬発力を失う原因になり、ケガのリスクが高まるのです。

押したり揉んだりするのも危険！

筋肉が硬くなると、つい押したり揉んだりして柔らかくほぐそうとしますが、それもかえって硬くしてしまいます。実際に、こんな例がありました。

脚を強く揉み続けたら、歩くのも困難に

50代後半の女性が、左の太ももが痛くなって私の整体院に来ました。痛くなったきっかけは、毎日朝晩「大股早足で歩いた」ことでした。そしてその痛みを取るために、延々3時間も揉み続ける療法を半年間も受けて、症状をいっそうこじらせてしまったのです。そして、ついには歩けないほどになってしまいました。ナント！　3時間のうち2時間は、ひたすら左ももを強く揉み続けたということです。

ほかにも、「健康ランドで足裏マッサージを受けたら脚がジンジンしびれてきて、その晩寝るときは腰が痛くなって、翌朝には起き上がれなくなってしまった」「サウナのマッサージで強く揉んでくれて得したと思ったら、その夜から股関節が動かなくなった」など、強く押したり、揉んだりしたことで身体を痛めたという体験談をいくつも聞きます。

強く揉むと、微細血管が破れる

強揉みのマッサージでなぜこんなことになるのかというと、「揉み返し」が起きるから

です。揉み返しとは、「筋肉内の微細血管の内出血」です。

筋肉の中には筋繊維の1本1本に血液を送るための毛細血管がたくさん張り巡らされています。筋肉が凝って硬くなっているときには、筋肉内に「疲労物質」が多く溜まって充血しています。

筋肉の微細血管中に血球が満員電車のようにギュウギュウ詰めになっている状態(充血)で、外部から押されたり揉まれたりしたら、どうなるでしょうか。血管が破裂して、内出血してしまいます。内出血した部分は、数時間経ってから、痛みやしびれがひどくなります。

これが、いわゆる「揉み返し」です。強く揉む行為は、揉みほぐしどころか「揉み壊し」です。硬くなった筋肉を揉むのは、破壊行為なのです。充血した目をこすると、充血がよけいにひどくなってしまうのと同じです。

強揉みで「エコノミー症候群」になる恐れも

強く揉まれて筋肉内に内出血が起きると、すぐに血小板が凝固して止血し、マクロファージなどの免疫細胞が血管壁を修復していきます。そして血管壁の修復が終わると、凝固していた血小板がはがれて、血流にのって流れていきます。それが脳や心臓や肺などの細い血管に到達し、血栓（血の塊）が詰まると、いわゆる「エコノミー症候群（ロングフライト症候群）」になります。頭痛、胸痛、呼吸困難などによって、生命が危険な状態に陥る恐れすらあります。

幸いそこまでの事態にならなくても、揉み返しが起きるような施術を何度も受けていると、次第に筋肉が硬くなっていき、ついには「亀の甲羅」のようになってしまいます。押したり揉んだりすればするほど、かえって筋肉は硬くなってしまうのです。

ゆるめる秘訣は「縮めて揺らす」

では、どうしたら揉み返しを起こさずに、筋肉をゆるめられるでしょうか？　それには、縮めて揺らせばよいのです。

疲労物質の蓄積によって膨張して硬くなっている筋肉の筋繊維は、伸ばされた状態です。ピーンと張ったロープのようなものをさらに引っ張ったところで、ゆるむでしょうか？

ゆるむどころか、かえって張りが強くなって、悪くすれば切れてしまうかもしれません。

緊張とは「ピーンと張った状態」ですから、ゆるめるには縮めることです。

膝痛の原因となるハムストリングスやふくらはぎの緊張をゆるめるには、膝を曲げればよいのです。膝を曲げて、たるんだハムストリングスやふくらはぎを、ユサユサと揺らしていると、次第に緊張がゆるんできます。手で揺らしてもよいし、脚を振って揺らしてもよいです。

揺らされることで毛細血管やリンパ液の流れが促され、筋肉内に溜まった疲労物質が排泄されていきます。疲労物質が排泄されると、そこに新鮮な血液が流入してきて、栄養と酸素が送り込まれます。揺らしている間に、筋肉内の掃除と新たなエネルギー補給が活発に行われるのです。

適度な揺れで副交感神経が優位に

「揺らす」という方法は、筋肉の緊張をゆるめるだけでなく、交感神経の緊張をゆるめ、副交感神経を優位にするのにも有効です。電車で腰かけていると眠くなるのも、一定のリ

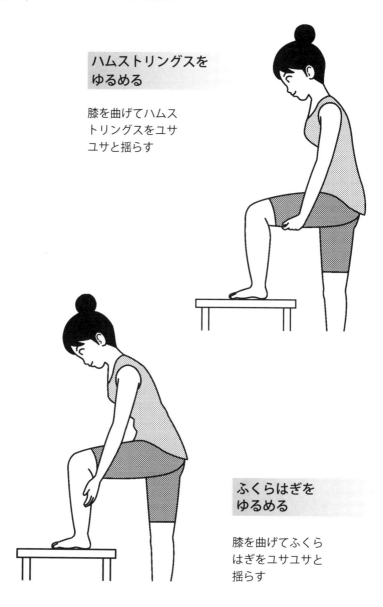

ハムストリングスをゆるめる

膝を曲げてハムストリングスをユサユサと揺らす

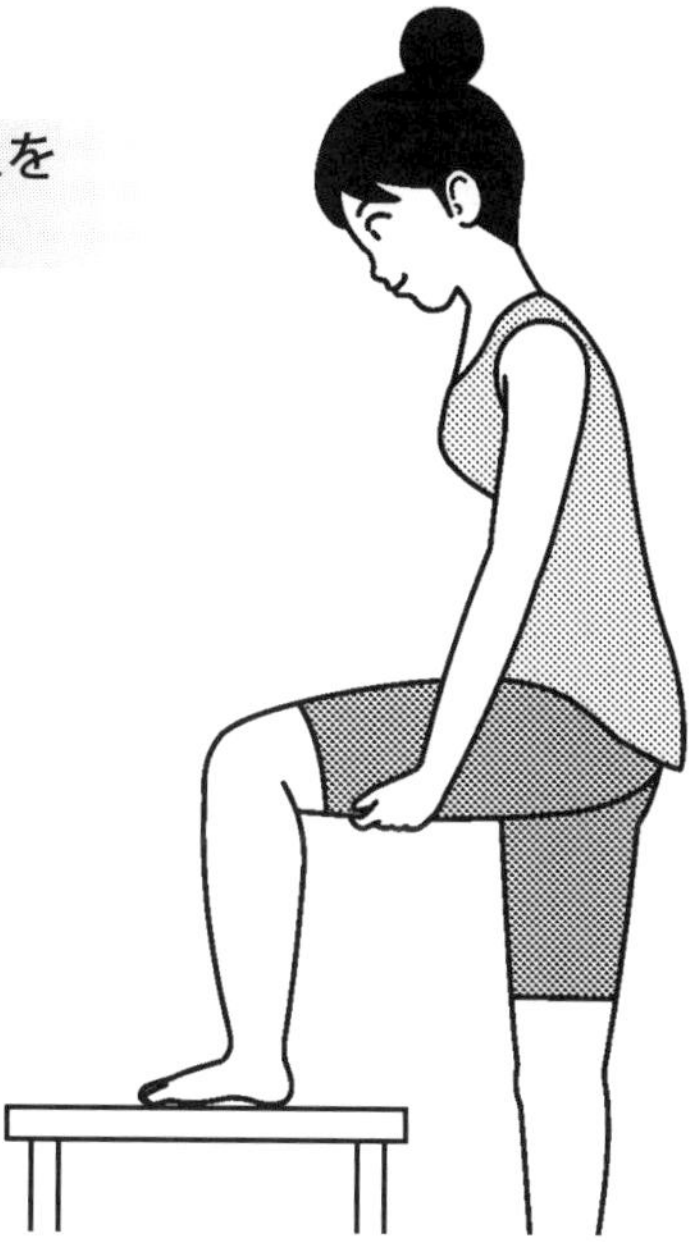

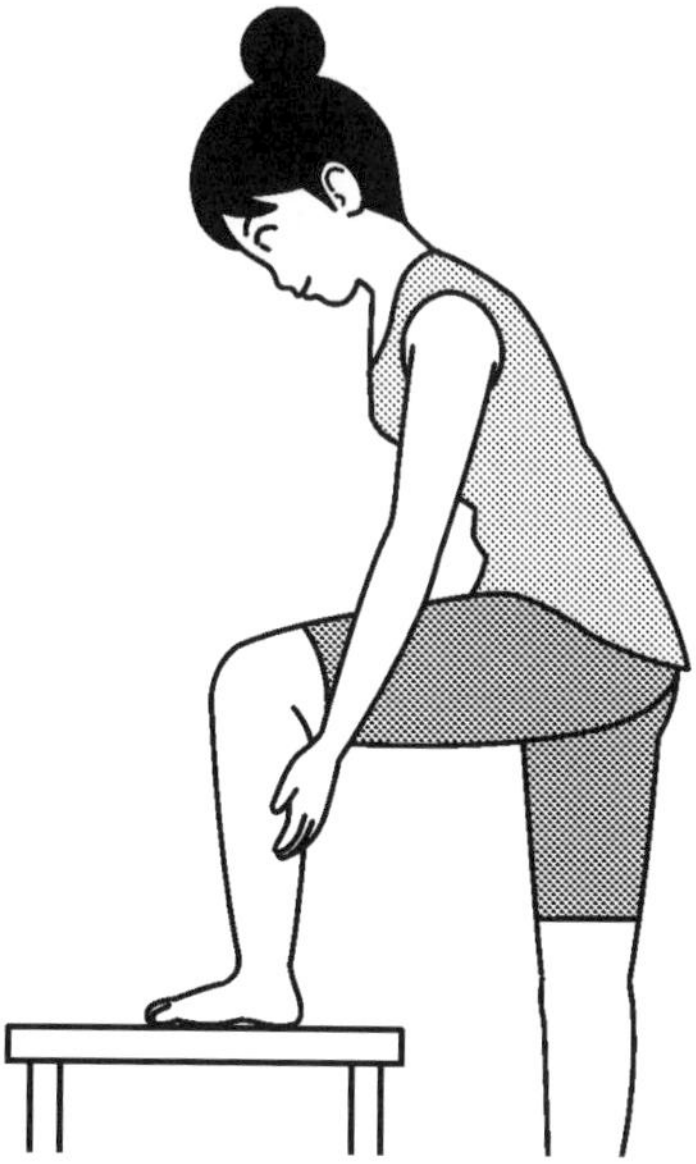

ふくらはぎをゆるめる

膝を曲げてふくらはぎをユサユサと揺らす

ズムで穏やかに揺らされていることで、副交感神経が優位になるからです。筋肉をゆるめるには、赤ちゃんを抱っこしてあやすように、ゆっくりと穏やかに揺らすことが大切です。誤解してはいけないのは、「揺らす」と「振動」はまったく違うということです。

適切に揺らすことができれば、副交感神経が優位になり、眠くなってきます。治癒力を高めるためには、この「眠くなる施術」がきわめて重要です。

一方、医療器具のバイブレーターなどで筋肉を振動させても、楽にはならず、眠くもなりません。交感神経が緊張してしまうからです（ただし、モーターヘッドが8の字型に回転する回転振動は、揺らす効果に近く効果的です）。

また、振動というのは洗濯機の脱水機能と同じようなもので、筋肉内の水分が減ってしまいます。そのため、バイブレーターをずっと当て続けていると、その部分がチリチリと痒くなってきてしまいます。

第4章
膝痛を解消する栄養素

1 軟骨の消失は「年のせい」ではなかった！

年を取ると、軟骨がなくなって膝が痛くなる人がいます。これを一般に、「軟骨がすり減る」と表現し、多くの人が、軟骨がすり減って、骨と骨がぶつかるから痛くなるというイメージを持っています。そしてこのような膝痛は、「年のせいだから仕方ない」と長い間、考えられてきました。

ところが実は、使いすぎですり減るわけでもなく、骨と骨がぶつかるから痛くなるわけでもないのです。その証拠に、80代でも、陸上競技の三段跳びをしている人もいますし、ゴルフやスキーを楽しんでいる人もいます。年を取っても、軟骨がなくならない人もいるのです。

では、軟骨がなくなる人と、なくならない人は、一体何が違うのでしょうか？　そして、なぜ膝の軟骨はなくなってしまうのでしょうか？

軟骨がなくなり、膝が痛くなる過程

軟骨がなくなって痛くなる、基本的なメカニズムを説明しましょう。

膝の軟骨はコラーゲンでできています。コラーゲンのネット構造が、弾力性（クッション性）の元となっています。コラーゲンのネット構造の隙間には、ブラシの毛のような「プロテオグリカン」があって、そこにヒアルロン酸やコンドロイチンなどといった粘液を蓄えています。

こうした構造によって軟骨は、スベスベしてプリプリした弾力性に富んだ状態になっています。しかし、ある理由からコラーゲンから弾力性が失われ、軟骨が失われていくのです。

コラーゲンの弾力性を失わせる「AGEs《エイジス》」

コラーゲンの弾力性を失わせる原因として明らかになっているのは、ＡＧＥｓという老化物質です。ＡＧＥｓは「Advanced Glycation End-products」の略で、日本語では「終末糖化産物」といいます。

ＡＧＥｓは、高血糖になると、糖とタンパク質がメイラード反応（タンパク糖化反応）を起こして生成されるものです。これがコラーゲンのネット構造の隙間に入り込んで、弾力性を失わせていくのです。ちょうどネットの隙間にゴミが詰まっていって、弾力性がなくなっていくようなものです。

すると、免疫細胞のマクロファージがＡＧＥｓを貪食していくのですが、この際にＡＧＥｓの周りのコラーゲンも一緒に食べてしまいます。その結果、コラーゲンが減ってしまうのです。

コラーゲンの修復力が高ければ、すぐに修復されて元通りになりますが、年を取るとその修復力が低下していくので、なかなか元通りになりません。こうしてどんどんコラーゲンが減っていって、軟骨の弾力性が失われていくのです。コラーゲンが減ると、ヒアルロン酸やコンドロイチンなどの粘液を蓄えられる量も少なくなります。

硬くなった軟骨が剥離し、膝に炎症を起こす

軟骨の弾力が失われた状態で運動したり膝に負荷がかかる労働をしたりすると、軟骨が

少しずつ剥がれていきます。そして剥離した軟骨のカケラが関節内に遊離して、関節を覆っている「滑膜」に突き刺さります。すると滑膜炎が起きて、激痛が生じるのです。

つまり、膝の痛みは「滑膜の炎症（滑膜炎）」によって起きているわけで、骨と骨が当たる痛みではないのです。そもそも骨の末端には痛みを感じる神経がないので、直接骨と骨が当たっても痛みは感じません。

滑膜炎によって痛みが生じると、滑膜から「炎症性サイトカイン」（免疫細胞同士の連絡物質）が分泌されます。この炎症性サイトカインによって、次々と軟骨細胞が死滅していき、ついには軟骨がなくなってしまうのです。

膝の軟骨はすり減ってなくなるのではなく、滑膜炎によって分泌される炎症性サイトカインによって消失していくのです。その結果、関節が変形して、「変形性膝関節症」になってしまうのです。

食生活が変形性膝関節症の原因

膝の軟骨がなくなってしまうのは、元を辿ると、大本の原因は「高血糖」ということになります。高血糖によってＡＧＥｓがたくさん生成されて、そのＡＧＥｓがコラーゲンを硬くさせて軟骨の剥離を促して、ついには滑膜炎が起きて軟骨が消失したということです。

ということは、根本的な原因は「食生活」にあるわけです。

しかし実際のところ、膝の治療のために、食生活の指導をしてくれる整形外科や治療院がどれだけあるでしょうか。「どんな食生活をされていますか？」という質問さえされないのではないでしょうか。それでは治るものも治らなくて当然だと思います。

変形性膝関節症を治すために、あるいは防ぐために、最も重要なのは、食生活を見直すことなのです。そのポイントは、高血糖を防ぐことにあります。

極端な糖質制限食も危険！

だからといって、単に「糖質の摂取量を減らせばよい」というわけではありません。

糖質を極度に制限した食事をすると、確かに急激に体重が減りますが、その多くは筋肉が減ることによるのです。とりわけ足腰の筋肉から減りますから、膝はかえって痛みが増すことになります。

さらに筋肉が減ることで、身体の水分を保持する能力も少なくなるので、皮膚が乾いてシワが増えて、かえって老化が促されてしまいます。

ハーバード大学が行なった4万人の調査では、「低炭水化物・高タンパク食の食生活グループは、そうでないグループに比べて、心筋梗塞や脳梗塞などの発症リスクが1・6倍高かった」という結果が出ています。

また、国立国際医療研究センター病院の研究においても、「糖質制限食を5年以上続けると、死亡率が高まる」という結果が出ています。このように、ただ糖質の摂取量を減らせばよいというものではないのです。

ブドウ糖不足は生命維持に関わる

糖質制限の危険性について、もう少し詳しく解説しましょう。

まず、筋肉を動かすエネルギー源の最たるものは、ブドウ糖です。ブドウ糖が足りないと、筋肉を動かすエネルギーがないので、だるくて身体を動かしたくなくなります。心臓を動かしている心筋も、エネルギーが足りないので血液を十分に送り出せなくなります。するとと脳の血流量が減りますから、やる気がなくなり、思考が不明瞭になり、記憶力が低下し、精神状態も不安定になります。その結果、人間関係まで悪くなってしまいます。

また、体温を生み出す最も大きな源は筋肉ですから、筋力が低下すれば体温が下がって、基礎代謝が低下します。基礎代謝というのは安静時にも消費されているカロリーで、心臓を動かしたり、呼吸をしたり、体温を維持したりするために使われているエネルギーです。つまり、生命を維持するために最低限必要なカロリーが、基礎代謝量なのです。

しかし、生命を維持するのに必要なカロリー、すなわちブドウ糖が足りなくなっても、すぐに死んでしまうことはありません。では一体、その足りないブドウ糖はどこから補われるのでしょうか？

その答えは、筋肉です。ブドウ糖が足りなくなると、筋肉が分解されてタンパク質からブドウ糖を作り出すのです。このメカニズムを「糖新生」といいます。

ブドウ糖不足　↓　筋肉分解（減少）　↓　糖新生　↓　生命維持

糖新生によって足りないブドウ糖が補われるので、低血糖になってもすぐに心臓や呼吸が止まったり、体温が急激に低下して凍死してしまったりすることはありません。しかし、こんなことを長く続けていると、筋肉がどんどん減っていきます。最初に犠牲になるのが、脚の筋肉です。その結果、体重を支える力が低下して、腰や膝の痛みが悪化するのです。

それでも、「タンパク質さえしっかり食べていれば、筋肉を減らさずにすむのではないか？」と考えるかもしれません。ところが、そうではないのです。タンパク質から筋肉を作るには、インスリンが必要なのです。インスリンには、筋肉を合成する働きもあるのです。インスリンは、糖質を摂らなければ分泌されませんから、肉や魚ばかりをいくら食べても、糖質を摂らないと筋肉は作られないのです。

つまり、ブドウ糖が不足するだけでも筋肉は減ってしまうのです。その結果、足腰が弱り、腰や膝が痛くなるのです。

理想的な糖質は、白米のご飯！

身体にとって理想的な糖質は、白米のご飯です。

同じ糖質といっても、米と小麦では身体への影響が違います。ですから同じカロリーを摂っても、お米のほうが腸にやさしく、小麦は腸に悪いのです。

小麦が腸に悪い理由は、小麦に含まれるタンパク質「グルテン」にあります。グルテンが入ってくると、腸の粘膜から「ゾヌリン」という物質が分泌されます。ゾヌリンは、腸壁の細胞の密着をゆるめてしまいます。そのため、腸から未消化なタンパク質が吸収されやすくなってしまいます。

本来ならば、タンパク質はアミノ酸に分解されるまで吸収されません。ところが、腸壁の細胞の密着がゆるんでしまうと、タンパク質が血液に吸収されてしまいます。すると、免疫が「異物が侵入した」と判断して排除しようとします。そのため「抗体」ができて、炎症が起きるのです。

この炎症は、通常の炎症と違って何も症状は出ませんが、血液中に「炎症性物質」が増えて、身体中が炎症を起こしやすい状態になります。その結果、膝の炎症も悪化して、膝痛が増すわけです。

また、血液中に炎症性物質が多くなると、インスリンが効きにくくなるため高血糖になり、膵臓からさらにインスリンが分泌されます。こうしてインスリンが多く分泌されるほど、脂肪が脂肪細胞に吸収されていって太るのです。太れば、膝への負担も増します。

太っている人の多くは、朝はパン、昼は麺類を食べています。さらに間食にスナック菓子や菓子パン、ケーキ……。つまり、糖質の大半を小麦から摂っており、高血糖になるから太るのです。

さらに、高血糖になるほど、より多くのＡＧＥｓが生成されますから、軟骨や骨や血管などのコラーゲンの劣化が進みます。その結果、膝痛が悪化するのです。小麦を主食にすると、膝痛にとっては悪いことばかりなのです。

それに対して、お米は腸にやさしく、血液中の炎症性物質を増やしません。同じカロリーを摂っても、小麦とお米では断然お米のほうが身体にはよいのです。

玄米の常食は逆効果

同じ米でも、玄米ばかり食べるのはダメです。玄米は確かに栄養が豊富に含まれてはいますが、消化と吸収が悪いので栄養失調になります。

それだけでなく、腸も悪くなります。玄米の糠《ぬか》の部分には、界面活性成分が含まれているからです。糠は昔、石けんとして使われていました。糠には、水と油を溶かす作用があるからです。石けんとしても使われるような界面活性成分を常食していたら、腸の粘膜がダメージを受けます。すると腸の粘膜から、未消化なタンパク質が血液中に侵入します。免疫は「異物が侵入した」と判断して排除しようとし、その結果、抗体ができて炎症が起きます。炎症が起きても自覚症状はありませんが、血液中の炎症性物質を増やして、全身に炎症が起きやすくなります。膝の炎症も悪化しますから、膝痛が増します。

糠そのものはよくありませんが、糠漬けは大丈夫です。糠漬けは発酵して腸に有害な成分を減らしているうえ、糠自体を食べるわけではなく、糠に含まれるビタミンB_1などの栄養を野菜に吸収させて、その野菜を食べるので、糠漬けは食べても大丈夫なのです。

玄米に含まれる「フィチン酸」がミネラルを奪う

ちなみに玄米には、「フィチン酸」も含まれています。フィチン酸は、カルシウムやマグネシウム、鉄や亜鉛などといった必須ミネラルと強力に結びついて、排出させてしまいます。ですから、いくらミネラルが豊富な食事をしても　玄米食をしていると慢性的なミネラル不足に陥ってしまいます。

鉄が不足すれば貧血になり、全身の細胞に酸素を十分に送り届けられなくなります。神経細胞が酸欠になれば神経痛になりますし、軟骨細胞が酸欠になれば軟骨の弾力性が失われて、どんどん軟骨が剥離していくわけです。

また、マグネシウムが不足すれば、筋肉の緊張が強くなって膝痛が悪化し、こむら返りも起きやすくなります。

こういったミネラル不足に陥らせるのが、玄米に多く含まれているフィチン酸なのです。つまり、玄米を食べても膝痛によいことは、何もないのです。必要な糖質は、白米のご飯から摂取するのが望ましいのです。

なお、フィチン酸は、大豆にも多く含まれています。ですから、豆腐や豆乳、キナコ、煮豆などもあまりたくさんは食べないほうがよいでしょう。ただし、発酵させた納豆や味噌ならばフィチン酸が分解されているので問題ありません。

果物を食べていると治らない！

果物はヘルシーな自然食品というイメージがありますが、実は最も老化を早める食品なのです。その理由は、果糖にあります。

果物にはビタミンCやフラボノイドといった抗酸化物質も含まれてはいますが、成分の大半を占めるのは糖質で、ブドウ糖と果糖がたっぷりと含まれています。ブドウ糖より果糖のほうが甘く、おいしい果物ほど果糖が多く含まれています。

ブドウ糖と果糖を比べると、果糖はブドウ糖の10倍も多くのＡＧＥｓを生成します。そのため果糖をたくさん摂取するほど、コラーゲンの劣化が進んで軟骨の弾力が失われるのです。軟骨は１００％コラーゲンでできていて、骨も3分の1はコラーゲンですから、果糖を多く摂るほど、骨や軟骨の弾力性が失われていきます。ですから、果物を毎日たくさん食べている人は、腰や膝が痛くなりやすいのです。

また、脚の血管が硬化すれば、足先まで十分な血液が来なくなり、足が冷えます。

果糖の摂りすぎが肥満や糖尿病の原因に

なお、果糖は、ブドウ糖と違ってすぐにエネルギーとして使われることはなく、ほぼ100％肝臓で中性脂肪になります。激しい運動や長い空腹時間が続くと、中性脂肪がエネルギーとして消費されますが、運動不足の人や間食が多い人は中性脂肪が肝臓に溜まっていき、いずれ「脂肪肝」になります。

脂肪肝になると、血中のＬＤＬコレステロールや中性脂肪値も高くなって、インスリンの効きが悪くなります。インスリンがあっても、ブドウ糖が細胞に吸収されにくくなるのです（これを「インスリン抵抗性」といいます）。その

糖質の種類	
ＯＫ	ＮＧ
◎白米のご飯	・小麦の加工品（×グルテン） ・玄米の常食（×フィチン酸、界面活性成分） ・大豆製品（×フィチン酸。ただし、納豆や味噌などの発酵食品はフィチン酸が分解されているので問題なし） ・果物（×果糖） ・スポーツドリンク、清涼飲料水、スナック菓子など（×果糖ブドウ糖液糖、ブドウ糖果糖液糖）

結果、肥満や糖尿病になるのです。肥満や糖尿病の本質は、「糖の摂りすぎ」ではなくて、「インスリン抵抗性」にあるのです。

インスリン抵抗性を高めるのは肝臓に溜まった脂肪で、その元は果糖です。つまり果糖を摂るほど、中性脂肪が増えて太るのです。

果糖は、果物や果汁のほか、「果糖ブドウ糖液糖」や「ブドウ糖果糖液糖」などとして、スポーツドリンクや清涼飲料水、スナック菓子などに多く使われています。前者は果糖の含有率が50~90%、後者は果糖の含有率が50%未満のものです。

果糖を摂りすぎないことが、肥満を防ぎ、ひいては腰や膝の変形を防ぐためのポイントであるといえます。

2 膝痛を解消する「栄養素＆栄養量」は？

糖質を摂りすぎれば「高血糖」によって軟骨や血管が硬化していき、そうかといって糖質を摂らなければ筋肉が減ってしまうため、足腰が弱くなってしまいます。

では、どういった食生活をすればよいのでしょうか？　膝痛を解消するために摂るべき栄養素とその量について説明します。

身体の元になるタンパク質

まず、筋肉も軟骨（コラーゲン）もアミノ酸が材料ですから、タンパク質を十分に摂ることが重要です。

タンパク質はアミノ酸が多数つながった構造をしていて、摂取すると消化酵素によって徐々に分解されていき、最終的にアミノ酸に分解されて腸から吸収されます。腸から吸収されたアミノ酸は肝臓に行き、遺伝子に基づいて自分の身体になるタンパク質が作られます。こうして肝臓で作られたタンパク質をベースにして、筋肉や軟骨が作られていくわけです。ですから、身体を作るのに十分な量のタンパク質を摂ることが最も重要です。

ちなみにタンパク質は、むくみを防ぐためにも重要です。血管の中に水分を引き寄せているのは、血液中のアルブミンというタンパク質です。タンパク質が足りないと血中のアルブミンが減少します。すると血液中の水分が血管から漏れ出てしまって、むくんでしまうのです。そうして脚がむくむと、脚が重だるくなって膝痛が悪化します。脚のむくみを予防するためにも、タンパク質を十分に摂ることが必要なのです。

タンパク質の必要量

では十分な量とは、一体どれぐらいなのでしょうか?

生化学では、体重1kg当たり最低1gのタンパク質が毎日必要であることが明らかになっています。体重が60kgならば、毎日最低60gのタンパク質が必要ということです。

「60gのタンパク質を摂るには、肉や魚を60g摂ればよい」というわけではありません。肉や魚のタンパク質含有量は、平均して約25%しかないのです。ですから60gのタンパク質を補給するためには、肉や魚を240gは摂らなければいけないのです。

しかも、タンパク質は「食いだめ」ができません。たとえ肉や魚をガッツリ500gも食べても、過剰な分はその日のうちにみんな排泄されてしまいます。だから必要な量を、毎日欠かさず食べる必要があるのです。

仮に毎日240g必要ならば、3食に分けて毎食平均80gずつ食べればよいわけですから、決して無理な量ではないでしょう。

魚の切り身は一切れ平均70~80gですし、肉料理も一食分はだいたい100~120g程度はあります。卵は1個約50g、納豆1パック40gですから、タンパク質が豊富な食材を組み合わせれば、毎日280g摂ることは難しくないはずです。

糖質の必要量

次に、糖質の必要量を考えてみましょう。「松原式計算法」は、実に簡単です。タンパク質が豊富な食品の必要量を、2倍にすればよいのです。タンパク質と糖質の必要量の計算法を整理すると、次のようになります。

①体重から1日のタンパク質必要量を決めます。
　例）体重60kgの人の場合：60g／日

②タンパク質の必要量を4倍すると、タンパク質が豊富な肉や魚、卵、納豆などの合計必要量が求められます。
　例）体重60kgの人の場合：60×4＝240g／日

③タンパク質食品の必要量を2倍すると、「ご飯の必要量」が求められます。

例）体重60kgの人の場合：２４０×２＝４８０g／日。お茶碗３杯ほど。

ご飯のおよそ60％は水分で、糖質は約37％です。ですから４８０gのご飯の糖質量は、１７８gです。

スポーツ栄養学で立証されている筋肉を増強させるための「糖質とタンパク質のベストバランス」は３：１ですから、糖質１７８gとタンパク質60gで、ほぼ完璧なバランスです。

ビタミンBは、なぜ関節痛に効くのか？

薬局には、関節痛や神経痛に有効なクスリとして、「アリナミンA」をはじめとしたビタミンB剤が並んでいます。なぜビタミンBが、関節痛や神経痛に有効なのでしょうか？

ビタミンBには何種類もあって、B_1、B_2、B_6、B_{12}、ニコチン酸、パントテン酸、葉酸、ビオチンなどをまとめてビタミンB群といいます。B群の中でもとりわけ重要なのが、B_1です。

ビタミンB_1がないとエネルギーは作れない

筋肉や神経のエネルギーは、主にブドウ糖から作られています。筋肉や神経の細胞は、主にブドウ糖からＡＴＰ（アデノシン三リン酸）を作り出して、細胞の活動エネルギーとして使っています。

石油にたとえると、ブドウ糖は原油で、ＡＴＰはガソリンです。原油のままでは自動車を走らせることができませんから、精製してガソリンにします。細胞はブドウ糖そのままではなく、ＡＴＰとして合成されたものをエネルギーとして使うのです。

筋肉や神経の細胞にブドウ糖が取り込まれると、まず解糖されてミトコンドリアに入り、ＡＴＰが大量生産されます。この最初のプロセスでビタミンB_1が足りないと、ミトコンドリアに入ることができず、乳酸になってしまいます。するとＡＴＰを作ることができないので、細胞はエネルギー失調に陥ります。そのため筋力が弱くなったり、神経伝達がスムーズにできなくなったりして、筋肉痛や関節痛、神経痛などが起きるのです。

細胞内でブドウ糖がATPにならないということは、古いディーゼル車が黒煙をばら撒きながら走っているようなものです。黒煙が出るのは、燃料が不完全燃焼を起こしているからです。それが技術進歩によって燃料の軽油を完全燃焼できるようになり、クリーンディーゼル車が登場しました。軽油が変わったわけではなく、エンジンが改良されたことで、黒煙を発生しなくなったのです。

細胞に入ったブドウ糖からATPが十分に作れないということは、ブドウ糖が不完全燃焼しているということです。ディーゼル車の黒煙が細胞内に発生しているようなもので、不完全燃焼によって生じるゴミ物質で細胞が汚染されてしまいます。その結果、細胞の機能が弱くなり、筋力の低下や神経伝達の異常が起きます。

細胞内でブドウ糖からATPが作られるためには多くの補酵素が必要で、その筆頭格がビタミンB_1です。ビタミンB_1が足りないと、いくらブドウ糖を補給しても、細胞の活動エネルギーが足りず、筋力低下や神経伝達の機能低下から、筋肉痛や関節痛、神経痛などが生じるのです。

ビタミンB_1は食事では摂りにくい

ビタミンB_1は豚肉や胚芽米、豆類などに含まれていますが、水溶性で熱に弱いので、調理によってほとんど失われてしまいます。ですから、ビタミンB_1は食事から摂取することが難しいのです。

さらに、ファストフードや菓子パン、インスタント食品などの糖質には、ビタミンB_1が含まれておらず、B_1が消費されてしまいます。さらにアルコールの分解にもB_1が消費されますから、飲酒する人はB_1不足になりやすくなります。

したがって、クスリやサプリメントが嫌いという人でも、ビタミンB_1だけはB剤かサプリメントで補給するほうが賢明でしょう。

ちなみに、スポーツ選手がよく利用している「ニンニク注射」は、ビタミンB_1を注射するものです。薬液にニンニク成分が含まれているわけではありません。ビタミンB_1はニンニク臭があるから、「ニンニク注射」と呼ばれているのです。ニンニク注射の即効性は、ビタミンB_1のおかげなのです。

コラーゲンの生成を促すビタミンC

軟骨はコラーゲンでできています。だからといって、コラーゲンを飲めば軟骨が増えるわけではありません。髪の薄い人が髪の毛の粉末を飲んでも、髪の毛が増えるわけではないのと同じです。

コラーゲンを摂取すると、腸でアミノ酸に分解されて吸収されますが、吸収されたアミノ酸が必ずしも膝の軟骨になるとは限りません。コンドロイチンでもヒアルロン酸でも、みんな同じです。アメリカの整形外科学会はすでに、コンドロイチンもヒアルロン酸も摂取効果がないことを発表しています。

軟骨のためには、コラーゲンの材料となるアミノ酸を、タンパク質が豊富な肉や魚、卵などから摂ればよいのです。

では、タンパク質から摂取したアミノ酸からコラーゲンが生成されるのを助けるには、どうすればよいでしょうか？

まず、アミノ酸からコラーゲンが生成されるためには、ビタミンCが不可欠です。

ビタミンC不足の代表的な症状が、壊血病です。ビタミンCが不足するとコラーゲンが作られなくなるため、軟骨や骨、皮膚、毛細血管の壁などが脆弱になってしまいます。その結果、全身の皮下や消化管で出血が生じ、壊血病になるのです。かつては、壊血病がビタミンC不足で起きると分かっていなかったため、新鮮な野菜や果実が不足した食生活をしていた船乗りたちの多くが命を落としました。

ビタミンC不足を示唆する初期症状は、歯茎からの出血です。歯をみがくと歯茎から出血するようであれば、ビタミンCが足りていないのかもしれません。

しかし、果物でビタミンCを摂ろうとすると、果糖を多く摂ることになり、体内のAGEsを増やしてコラーゲンの劣化を促してしまうことになります。したがって、ビタミンCは、サプリメントで摂ることが理想的といえるでしょう。軟骨のコラーゲンを作るのにも、ビタミンCが必要です。

さらに、「コエンザイムQ10の包接体《ほうせつたい》とビタミンCを一緒に摂ると、コラーゲンの生成が促される」という研究報告があります。

包接とは、シクロデキストリン（環状オリゴ糖）で有効成分を包み込んで酸化から防ぐナノテクノロジーです。「包接体」にすることで、高温の環境や光に当たっても酸化せず、さらに胃酸によっても酸化せずに腸に達することができます。

そのため、包接化されたコエンザイムQ10をビタミンCと一緒に摂ると、コラーゲンを生成する軟骨細胞や皮膚（真皮）の繊維芽細胞が活性化されて、コラーゲンの生成が促されるのです。

足腰の筋肉量を保つために必要なビタミンD

膝痛を軽減するには、軟骨だけではなく、脚の筋肉が重要です。その筋肉を保持するために必要なのが、ビタミンDです。

ビタミンDといえば、腸からのカルシウム吸収と骨へのカルシウム沈着を促す「骨を強化するビタミン」として知られていますが、それは「活性型のビタミンD」の作用です。それに対して、筋肉を維持するために必要なのが、「非活性型のビタミンD」です。

一般に筋肉量は加齢とともに減少していき、特に足腰の筋肉は、40歳以降で年に0・5％ずつ、50歳以降は1％ずつ減少していき、65歳以降になると減少速度が加速して80歳までに30〜40％が失われるといわれています。

加齢による筋肉量の減少を防ぐために、タンパク質と糖質を十分に摂ることに加えて、ビタミンDも必要です。筋肉にはビタミンD受容体があり、ビタミンDが直接筋肉に作用します。

久留米大学の佐藤博士らが高齢女性42人を対象にした研究によると、「血中ビタミンD濃度が充足している人たちは、不足している人たちに比べて、速筋繊維の直径が2倍以上」という結果が出ています。ビタミンDが不足すると、筋肉が萎縮するわけです。

ほかにもいくつかの研究で、血中ビタミンD濃度を維持すれば、下肢の筋力が改善する、高齢者の筋力改善と転倒防止につながり、骨折リスクが少なくなる、とされています。

これらの研究でも分かるように、足腰の筋肉を丈夫に保つには、タンパク質・糖質とともに、非活性型のビタミンDが不可欠なのです。

肉や魚には非活性型のビタミンDが豊富に含まれていますが、食品だけでは十分な量を補えません。

また、非活性型のビタミンDは、日光浴をすると皮膚で作られます。しかし、ビタミンDの第一人者であるマイケル・ホリック博士（ボストン大学医学部）が推奨している日本での日光浴量は、「紫外線B波（UVB）が地表に届く季節（2～10月）の11時～13時の間に、半袖半ズボンで、15～20分の日光浴を、週に2～3回行う」といったレベルです。しかし週に2～3回の日光浴を続けられる人が、現代社会に果たしてどれだけいるでしょうか。

つまり、食事と日光浴だけで必要なビタミンDを補うことは現実的ではないのです。ですから非活性型のビタミンDも、サプリメントで補うことが望ましいといえます。

膝痛解消のために積極的に摂取したい栄養素	
タンパク質	・筋肉や軟骨など、身体を作る ・肉、魚、卵、納豆など ・体重60kgの人のタンパク質の必要量：60 g / 日
糖質	・筋肉のエネルギー源としてブドウ糖が必要 ・白米で摂るのが理想的 ・体重60kgの人のご飯の必要量： 60 × 4 × 2 = 480 g / 日（お茶碗3杯ほど）
ビタミンB	・細胞の活動エネルギーＡＴＰを作るのに必要 ・特に$Ｂ_1$が重要で、Ｂ剤やサプリメントで摂るとよい
ビタミンC	・コラーゲン生成に不可欠 ・サプリメントで摂るとよい ・コエンザイムＱ10の包接体と一緒に摂ると、コラーゲン生成が促される
ビタミンD（非活性型）	・足腰の筋肉量を保つ ・サプリメントで摂るとよい

第5章
膝を楽にする姿勢

1 膝を痛めない「立ち方」の基本

つま先重心に注意

腰痛のために毎月通われている60歳の女性から、あるとき左の膝が痛くなったと相談されました。

足の裏を見ると、その女性の踵がひび割れて、パックリと開いているところが数箇所ありました。「これでは痛いでしょう」と私が言うと、「そうなの。だから踵を床につけられないの」と答えました。そこで私は、毎日、踵にもオイルをすり込んでケアするようにアドバイスしました。すると間もなく、膝の痛みがなくなりました。

踵のひび割れが痛くてつま先に体重をかけて歩いていたことが、膝が痛くなった原因だったのです。

膝痛の人は共通して、立っているときに踝よりも膝が前に出ていて、脛骨が前に傾いています。特に女性は、ハイヒールでつま先に体重をかける癖がついてしまいがちです。また、調理や洗い物をするときに流しに寄りかかっていると、前足のつま先に体重が集中します。

頭を前に倒してつま先重心になると、さらに腰や膝を痛めやすくなります。いわゆる「前かがみ」の姿勢です。

つま先重心は、膝に体重が集中する

つま先に体重をかけると、なぜ膝が痛くなるのでしょうか？

膝を伸ばす筋肉である大腿四頭筋は、４つの筋肉が一つにまとまって膝の皿に付いています。そして皿の下から「膝蓋靭帯《しつがい》」を介して脛骨に付きます。つま先に体重をかけると、大腿四頭筋と膝蓋靭帯に体重が集中してかかるため疲弊して、膝が痛くなるのです。

また、つま先に体重をかけると、足裏の腱が緊張して疲弊します。すると、足のアーチが崩れて、指が変形しやすくなります。土踏まずが落ちて、足の指が曲がったまま伸びなくなったり、外反母趾や内反小趾になったりすると、自然な歩き方ができなくなって膝の負担が大きくなります。その結果、膝が痛くなりやすくなるのです。

足の裏に魚の目やタコができるのも、つま先に体重をかけているからです。体重が集中してかかる部分の角質が硬くなって、タコや魚の目ができるのです。タコや魚の目の痛みによっても自然な歩き方ができなくなりますから、膝が痛くなりやすくなります。

前かがみになると、腰椎に負荷がかかる

前かがみになると、腰椎にかかる圧力は、何kgくらいになると思いますか？

福島県立医科大学が超小型圧力センサーを使って、腰の椎間板にかかる負荷を調べた実験があります。その結果、前かがみになると体重の3・5倍もの負荷がかかることが明らかになりました。手には何も持っていなくても、前かがみになるだけで、体重の3倍以上もの圧力が腰の椎間板にかかるのです。

その理由は、「脊柱起立筋」が緊張するからです。脊柱起立筋の緊張が、椎間板にかかる圧力を増大させるのです。

腰椎の椎間からは、脚の筋肉を動かす神経（大腿神経、坐骨神経）が出入りしていることから、腰椎の椎間がつぶれてそれらが圧迫されると、脚が痛くなります。

正しい立ち方の基本

足の変形を防いで膝を痛めない立ち方の基本は、「踝の直下」に体重をかけることです。踝の直下は、土踏まずアーチのトップです。ここに体重をかけることが、正しい立ち姿勢の基本です。こうして立つと、大腿四頭筋の筋肉疲労も少なくなります。

そして、腰椎にかかる圧力を減らすために、なるべく頭が前に出ないように気をつけましょう。正しい姿勢で立つと、脛骨が垂直になり、踝－膝－股関節－顎関節－頭のトップが一直線に並んで、地面（床）と垂直になります。

これは、横から見ると分かりやすいのですが、横から見た姿勢を意識している人はほとんどいないでしょう。

まずは、「横からの姿勢を意識する」ことが大切です。体重が足裏のどこに多くかかっているのかを、いつも気にするようにすると、膝にやさしいだけでなく、立ち方もきれいになります。

膝は若干曲げておくと楽です。膝を伸ばしきって立っている動物はいません。人間だけが、膝を伸ばしきって立っていられるのです。

膝を伸ばしきって立つと、地面からの衝撃を膝で緩和することができず、ダイレクトに腰に衝撃が及んでしまいます。膝をショックアブソーバー（衝撃吸収の役目）として働くようにしておくことは、腰を守るためにも重要なのです。それには、ほんのわずかでよいので膝を常に曲げておくことです。

膝の変形が進んでO脚になると、「がんばって両膝を寄せて、できるだけ膝を伸ばそう！」としてしまいますが、それは逆効果です。膝を伸ばすだけで、ハムストリングスが緊張して痛くなるからです。

踝の直下に重心をおいて、膝をわずかに曲げて立つ。これが正しく楽な立ち方です。

正しく楽な立ち方

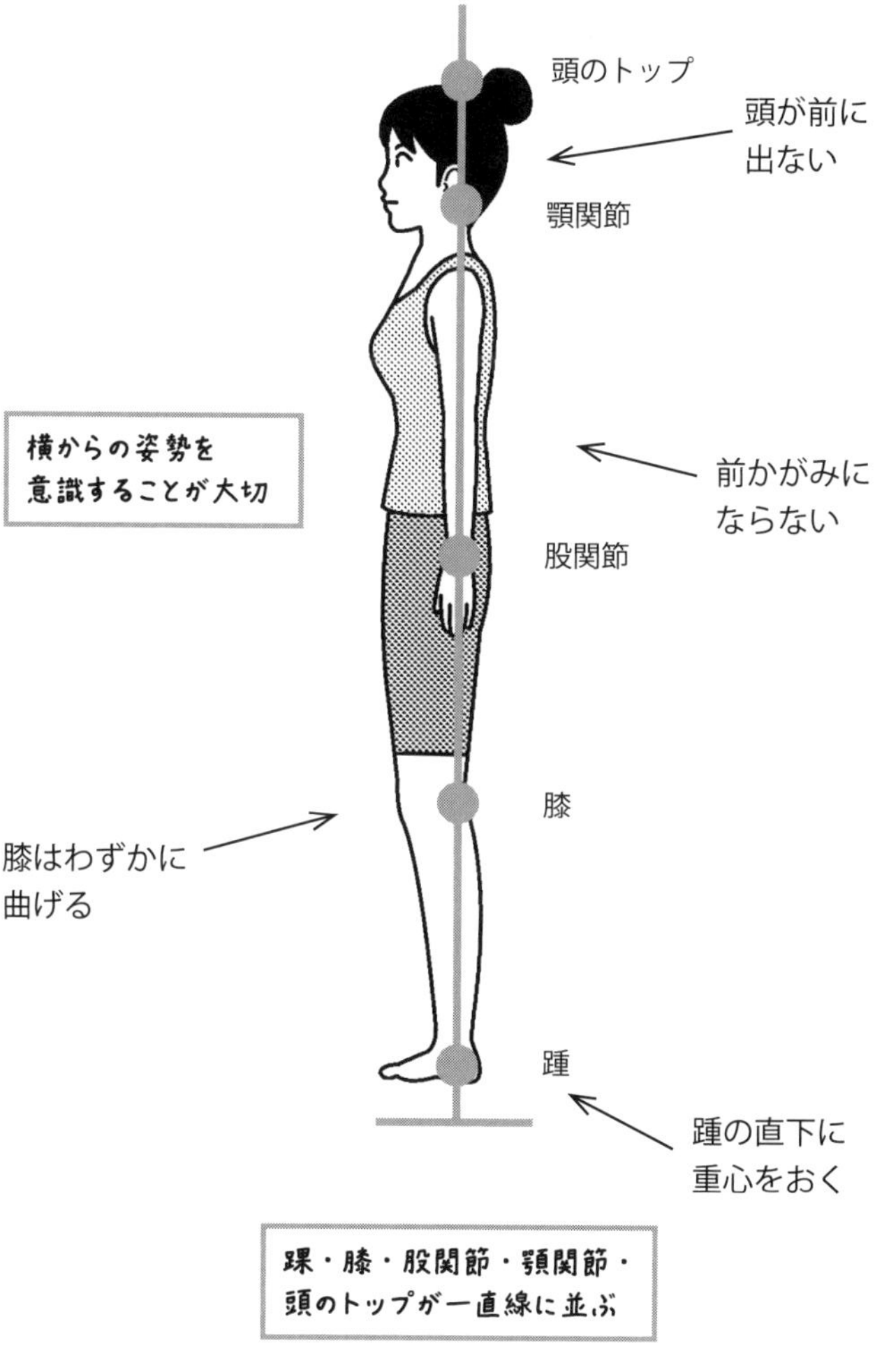
頭のトップ
頭が前に
出ない
顎関節
横からの姿勢を
意識することが大切
前かがみに
ならない
股関節
膝
膝はわずかに
曲げる
踵
踵の直下に
重心をおく
踝・膝・股関節・顎関節・
頭のトップが一直線に並ぶ

2 膝を痛めない「座り方」

立っているときだけ「横からの姿勢」を意識するのでは、十分とはいえません。多くの人にとって、1日の大半を占めているのは、座っている時間でしょう。

そして実は、座っている間に前かがみになっているために、よい姿勢で立てないのです。

そして、前かがみのまま歩いているから、膝が痛くなるのです。

ですから、まず「座る姿勢」から変える必要があるのです。

肛門に体重をかけて座ると膝痛の原因になる

座るときは、どこに重心をおいていますか？　ほとんどの人たちは、肛門に体重をかけるように座っています。すると必然的に骨盤が後ろに傾いて、猫背になります。その状態で読書や書き物、パソコン、スマホ、あるいは針仕事をしたりすると、腰が痛くなります。肛門に体重をのせて猫背になり、さらに頭を前に倒すことによって、背中から腰にかけての筋肉群が強く緊張し、腰痛を引き起こすのです。

すると腰椎の椎間板に強い圧力がかかって、椎間が狭くなります。腰椎の椎間からは、脚の筋肉を動かす神経が出入りしていますので、それらが圧迫されると、膝や股関節が痛くなるのです。

つまり、「座っていれば膝に体重がかからないのだから、どんな姿勢でいようが膝には関係ない」といった考えは間違いということです。膝を治すには、腰をゆるめる必要があるのです。腰を硬くしている原因の多くは、前かがみで座って頭を前に倒した姿勢にあります。

体重が丹田にのるように座る

では、どのように座ればよいでしょうか?

まず大事なのは、重心の位置です。肛門ではなく、「股関節の８㎝ほど前」に体重がかかるように座ることです。だいたい股関節から指４本分前に体重をのせると、体重が下腹(丹田)にのって、骨盤が前傾します。

そして、心持ち胸を上げると、背骨が理想的なＳ状カーブになります。胸を上げれば頭が後ろにきますから、横から見た姿勢がとてもきれ

正しく楽な座り方

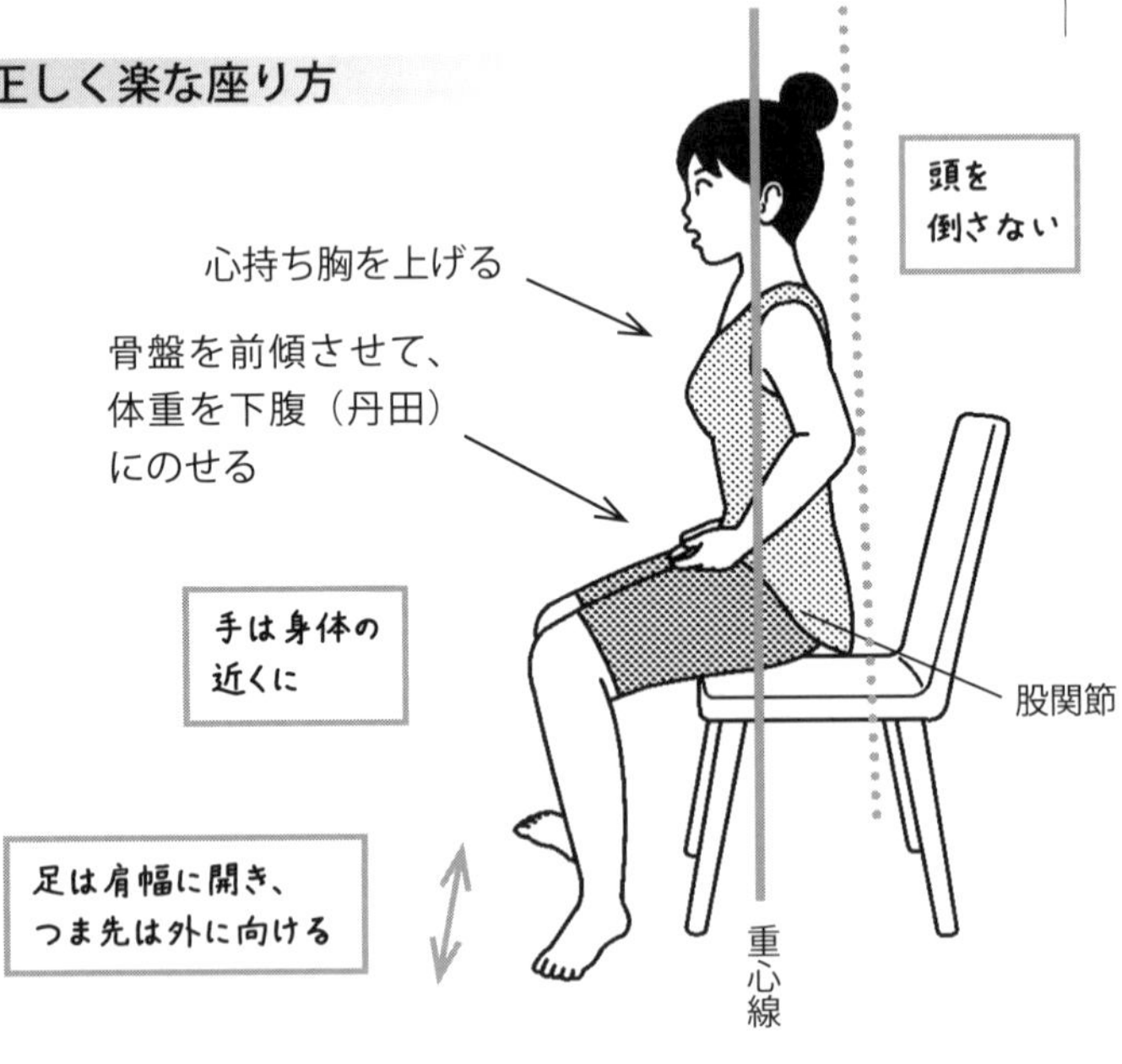
頭を倒さない
心持ち胸を上げる
骨盤を前傾させて、体重を下腹（丹田）にのせる
手は身体の近くに
股関節
足は肩幅に開き、つま先は外に向ける
重心線

いになります。そして腰への負担がとても少なくなります。

重心位置の他に、「足の位置と向き」「頭を倒さない」「手はできるだけ身体の近くに」というポイントを守れば、座るのが楽になりますし、立ったときの姿勢もよくなります。

足の位置と向き

重心の位置の次に大事なのが、足の位置と向きです。

両足を寄せると、腰や膝が痛くなりやすくなります。脚の内側の筋肉が縮んで、外側の筋肉が緊張し、脚の外側の筋肉の緊張が、膝や腰の痛みを引き起こすのです。

脚の外側の筋肉を緊張させないためには、足を肩幅に開くことです。両膝も寄せないで、肩幅に開いておくことです。女性は場合によっては難しいことがあるかもしれませんが、なるべくスカートではなくパンツを履くようにして、なるべく膝を痛めにくい姿勢で座るように心がけましょう。

また、つま先の向きも大事で、つま先を前に向けると脚の外側の筋肉が緊張して、膝が痛くなりやすくなります。つま先を外側に向けると、脚の外側の筋肉がゆるんで、膝が痛くなりにくくなります。

頭を倒さない

続いて、頭を倒さないことが大事です。たとえ骨盤が前傾して背骨をシャンと伸ばした姿勢で座っていても、頭を前に倒すだけで腰が後ろに出て、腰の筋肉が硬くなってしまうのです。ですから、頭を前に倒さないことがきわめて大事です。読書やパソコン、書き物などをする場合は、目を下に向けて見るようにして、頭を前に倒さないことです。

手はできるだけ身体の近くに

最後に、手の位置です。手が身体から離れて前にいくほど、腰が強く緊張して硬くなります。その結果、膝の痛みも増してしまいます。

ですから、手をなるべく身体の近くで仕事ができるように工夫しましょう。パソコンのキーボードを打つときには、肘が前に出ないようにすることが大事です。身体を横から見て、身体の前後の中心よりも肘が前に出ない位置にキーボードやマウスを置くことが重要です。

ここでご紹介したような座り方の基本を習慣にするだけで、立った姿勢や歩くときの姿勢が大きく変わるはずです。

膝に悪い座り方をやめよう

私たち整体師がどんなに手を尽くしても、皆さんの普段の座り方が悪ければ、膝の痛みを解消することなどできるはずもありません。悪い座り方の代表格は「コタツ座り」「脚組み」「横座り」です。

膝を痛める人は大抵、床でコタツ座りをしたり、脚を組んで腰かけたり、横座りをしたりすることが習慣になっています。これらの座り方は、膝を痛める最も大きな原因となる座り方です。なぜ、それらの座り方が悪いのか、その理由を説明していきます。

「コタツ座り」は、背骨を後弯させる！

両足を伸ばして床に座る姿勢は「長座」といって、俗にコタツ座りといわれています。コタツ座りをすると、必ず腰が後ろに出て、背骨が後弯して猫背になり、頭は自然に前に倒れます。そのクセが付いたまま立つと、猫背で頭が前に倒れた姿勢になり、つま先に体重が集中してかかることになります。その結果、膝が痛くなります。

足腰を守るには、床に座らず、できるだけイスに腰かけたほうがよいのです。床ではなくイスに腰かけていても、両足を別のイスや台にのせて長座になることもありますが、同じです。膝は必ず曲げるようにしましょう。膝を伸ばすと、腰椎が後弯して猫背になってしまいます。腰椎は前弯しているのが理想なのです。

「脚組み」をすると股関節に負担がかかる

脚を組んで腰かけたとき、股関節には外れる方向に力がかかっています。

実は脚組みをしなくても、両膝を寄せると、股関節は骨盤の臼蓋《きゅうがい》から外れるように動きます。「両膝を寄せれば、股関節が骨盤の臼蓋にしっかり納まる」というイメージの方も多いかと思いますが、実は逆なのです。

股関節は筋肉や靭帯に覆われていますから、本当に外れはしませんが、両膝を寄せると大腿骨の骨頭が骨盤の臼蓋から外れるように力がかかります。

脚を組むと、特に上に重ねた脚の股関節が外れるように力が働きます。そのため、周囲の筋肉や靭帯が伸ばされて痛くなりやすいのです。

また、脚を組むことで、鼡径部《そけいぶ》を通って脚に向かう動脈が圧迫されて、脚への血流が悪くなります。そして、脚の外側の筋肉が全体的に強く緊張します。さらに、骨盤が傾きますから腰が不安定になり、背骨も猫背になります。

こんな座り方はNG！	
×コタツ座り	→背骨が後弯して猫背になる
×脚組み	→股関節に負担がかかる
×横座り	→骨盤が傾き、背骨が弯曲し、膝がねじれる

「横座り」は最悪！

横座りは、脚を組むよりさらに悪く、横座りの姿勢を後ろから見れば分かるように、骨盤が大きく傾いて、背骨が大きく弯曲します。

たとえば足を左に崩して座ると、背骨は右に大きく張り出すように弯曲して、右側の背筋が強く緊張して硬くなります。右の股関節には、外れるような力が加わります。膝には、ねじれる力が加わります。そのため、脛骨と腓骨の関節がずれて膝が痛くなります。足首は、外側の靭帯が強く伸ばされて捻挫した状態になります。

膝痛をなくすには、脚を伸ばして座ったり、脚を組んだり、横座りをしたりする習慣を改めることが大事なのです。

3 膝を痛めない「歩き方」の基本

つま先着地は膝を痛める

膝を痛める人は大抵せっかちで、「大股早足」で顔から突っ込むように歩いています。頭から前に行こうとすると、着地の際につま先を上げる余裕がなく、体重がつま先にのってしまいます。つま先から着地すると、つま先にかかった体重圧は、すべて膝の皿に反射します。その圧は歩くスピードによって変わりますが、だいたい体重の2〜3倍ほどにもなります。仮に体重60kgの人が速めに歩くとして、体重の3倍の力が膝に反射するとなれば、一歩ごとに180kgもの衝撃が膝を襲うわけです。これでは、歩けば歩くほど膝が痛くなって当然でしょう。

下山するときに、つま先から着地して降りてくると、膝がガクガクになってしまうのも同じです。体重の数倍の力が着地するたびに膝を突き上げるのですから、痛くなって当たり前です。膝の皿を支える膝蓋靭帯と大腿四頭筋が、疲弊してしまうのです。

踵着地で膝を守る

膝を着地の衝撃から守るには、踵から着地することが重要です。まず地面に着くのは、踵の外側です。そして着地するときに、つま先を少し上げるのです。前から靴底が見えるくらい、つま先を上げて着地することが大事なのです。そうすれば、転びにくくもなります。

コツは、頭を後ろにキープすることです。そうして、頭から前に出るのではなく、脚だけをポンと前に出すのです。踵の外側を地面に置くように着地します。

そのまま前に出した足に体重をのせていくと、体重が「踵の外側→小趾球→母趾球→母趾」と移動していきます。これが、理想的な体重移動の仕方です。

つま先を外に向ける

体重は、脚の内側と外側に均等にかかることが望ましいです。それには、つま先を外に向けることです。歩く場合は30度外に向けると、脚の内側と外側に均等に体重がのります。肩幅程度の歩幅で歩けば、楽につま先を外に向けられます。小股のほうがつま先を外に向けやすいのです。

反対に、大股になるとつま先が前を向くため、体重が足の外側に集中してかかります。そのため、脚の外側の筋肉が緊張し、その結果、膝痛やO脚になるのです。

つま先を外に向けると「ガニ股」に見えないか、という心配は不要です。ガニ股というのは、両足が2本の線上を移動するように歩くことです。両足の踵が一直線上を移動するように歩けば、ガニ股には見えません。

つま先を外に向ける歩き方は、バレエの基礎にもなっています。つま先を外に向ければ重心が身体の中心に保てるから、姿勢が崩れないのです。そしてバレリーナにはO脚の人がいません。O脚になりたくなかったら、バレリーナの歩き方を見習えばよいのです。

私が合気道の構えから考案した、「合気ウォーキング」も、重心を身体の中心に保つために、つま先を外に向けることを基本としています。つま先を外に向けて歩くと踵が開かず、後ろ姿がきれいに見えます。

正しい歩き方

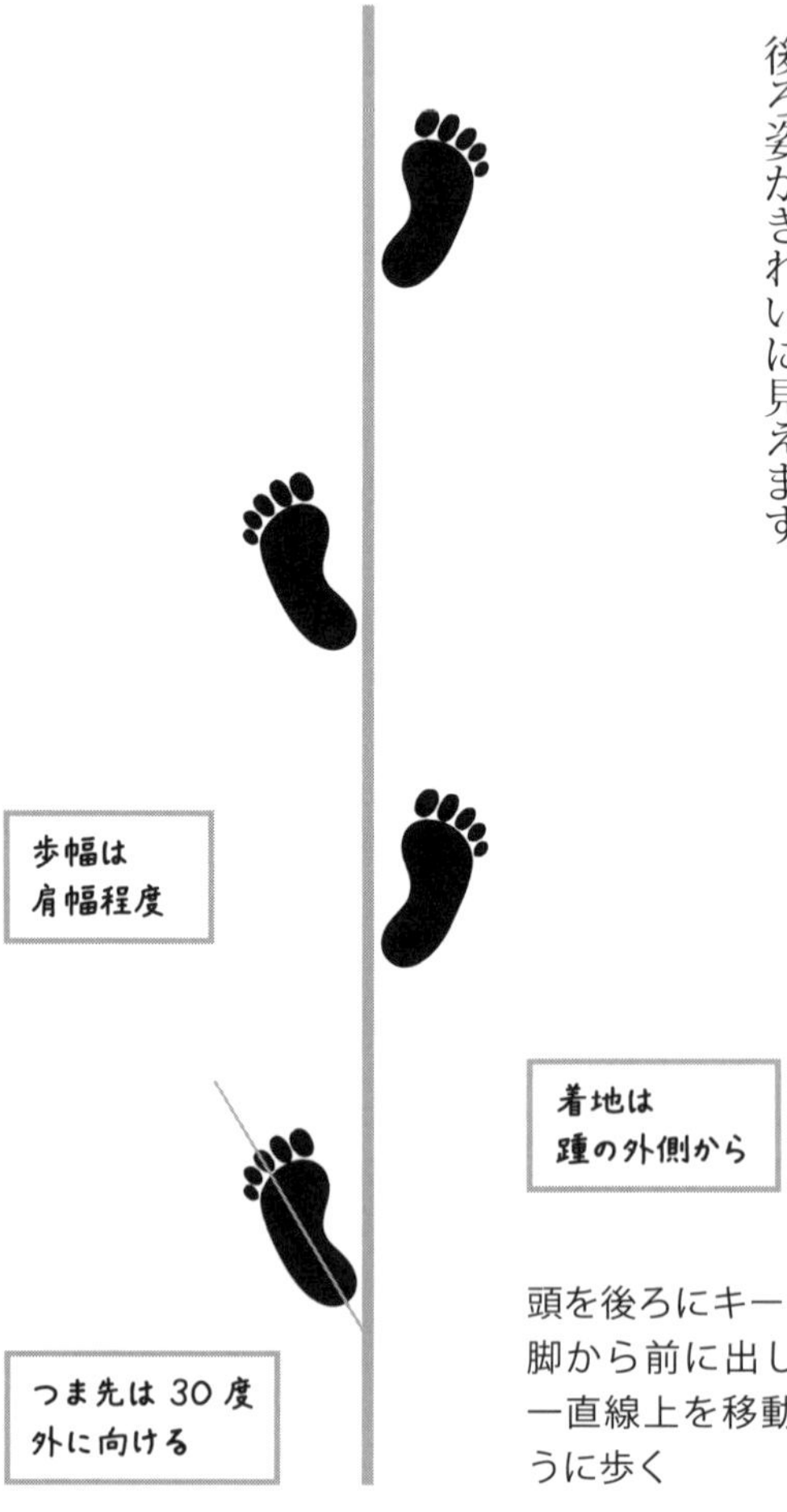

歩幅は
肩幅程度
着地は
踵の外側から
つま先は 30 度
外に向ける

頭を後ろにキープして、脚から前に出し、踵が一直線上を移動するように歩く

4 膝を痛めない「階段の降り方と登り方」

階段を降りるときのポイント

膝を守るには、踵から着地することが何より重要と述べましたが、平地ならともかく、階段を降りるときは踵から着地するのは難しいものです。階段を降りるときに膝を痛めないコツを説明しましょう。

まず、つま先から地面につけますが、体重はのせずにおきます。足首を柔らかく使って、体重が踵にのるように前足に体重を移します。難しく感じるかもしれませんが、後ろ向きで歩いて少し練習すると、案外簡単にできるようになります。後ろ向きに歩くと、まずつま先がついて、体重を移動しながら踵側に体重をのせることが自然にできます。

荷物を抱えてバスなどの段差を降りるときは、特に膝を痛めやすいので気をつけないといけません。こういう場合は、必ず手すりにつかまって、ゆっくり降りることです。決して飛び降りるように乱暴に降りないことです。

階段を登るときのポイント

階段を登るときに、上体を前に倒すと楽だと思っている人が意外に多くいます。しかし、実際には、大腿四頭筋に負担がかかり、股関節や膝が痛くなりやすいのです。

階段を楽に登るコツは、「息を吐きながら、踵で床を押す」ように上がることです。踵の骨

階段の登り降りのポイント	
登るとき	降りるとき
・息を吐きながら踵で床を押すように上がる ・つま先は外に向けておく ・頭を前に倒さない ※イスから立ち上がるときも、息を吐きながら踵で床を押すようにして立ち上がる	・つま先から地面につけて、踵に体重がのるように降りる ・荷物を抱えてバスなどの段差を降りるときは、手すりにつかまって、ゆっくり降りる ※後ろ向きに歩いて、つま先から踵への体重移動を練習をするとよい

で床を押し下げるつもりで膝を伸ばすと、頭が真上にスッと引き上げられるように登れます。さらに、つま先を外に向けておくと太ももの内側の筋力を使えるので、膝を痛めにくくなります。

イスから立ち上がるときも同じで、頭を前に倒すようにして立ち上がると、大腿四頭筋に体重が集中して膝を痛めやすくなります。「息を吐きながら、踵で床を押すようにしてイスから立ち上がる」と、頭を前に倒さずに立ち上がれて、股関節や膝を痛めにくくなります。

5 膝を痛めない「しゃがみ方」

しゃがみ姿勢の動作に注意

しゃがむという動作は、家事や庭仕事、物を床から拾い上げるときなど、日常的によく行なっていることと思います。実はこの姿勢が、膝に大きな負担を強いています。


10年以上も腰痛と膝痛に悩まされてきた、40代後半の女性の例です。

腰椎の椎間板ヘルニアを治すために、10年間あちこちの整形外科や治療院に通いながら、ヨガ教室にも通いました。ところが症状は年々悪化していき、私の整体院に来ました。

身体を見ると、明らかに腰が捻れています。右が前に、左が後ろに大きく捻れているのです。「何か身体を捻るようなことはしていませんか?」と私が尋ねても、「捻るようなことは何もしていません。テニスもゴルフもしないし、書き物もパソコンもしません」という返事でした。それでも腰が大きく捻れているのですから、日常生活の中で何かしら捻る動作をしているはずです。そこで毎日家でしていることを、一つ一つ聞き出していきました。

原因は、掃除の姿勢でした。しゃがんだ姿勢で、右手に小型の掃除機を持って、右手をあちこちに伸ばして家中を毎日掃除していたのです。右手を前に伸ばすと、左の腰が後ろに捻れて強く緊張します。その結果、腰が痛くなり、椎間板ヘルニアになったわけです。

さらに、踵を浮かせて膝を鋭角に曲げてしゃがむと、膝の半月板に大きな圧力がかかり、半月板が割れてしまうことすらあります。

しゃがみ姿勢での動作は、腰や膝にとって非常に悪いのです。

膝を痛めるしゃがみ姿勢

膝を痛める代名詞ともいえる運動が「うさぎ跳び」です。昔は足腰を鍛える運動として有名でしたが、今では行なっている人はほとんどいないでしょう。しかしたとえ跳ばなくても、うさぎ跳びの姿勢は膝を痛めます。そして、これと同じ姿勢は案外、掃除や庭仕事などでしがちなのです。

この姿勢が膝を痛める理由は、①踵を浮かせてつま先に体重をのせること、②膝を鋭角に曲げること、の2点です。

この姿勢でしゃがんだときに、膝の関節にかかる圧力はどれくらいになるでしょうか。仮に上半身の体重が50㎏、股関節から膝裏までを28㎝、膝裏から膝の皿までを7㎝として単純計算すると（※）、膝蓋靭帯はおよそ200㎏もの力で引き伸ばされて、膝の半月板は250㎏もの力で押しつぶされることになります。

※大腿四頭筋＆膝蓋靭帯の伸張力＝50×（28÷7）＝200㎏
半月板に加わる圧力＝200＋50＝250㎏

膝を守るしゃがみ方

しゃがむときに膝を守るコツは、次の2点です。

①「踝の直下」に体重をのせる
②膝を直角より深く曲げない

これはスクワットの基本で、腰や膝を痛めずに足腰を強化するフォームの基本とされています。もし、このフォームがきつくてできないという人は、膝を床に着けて「立て膝」でしゃがむほうがよいでしょう。ただしその場合は、

膝を守るしゃがみ方

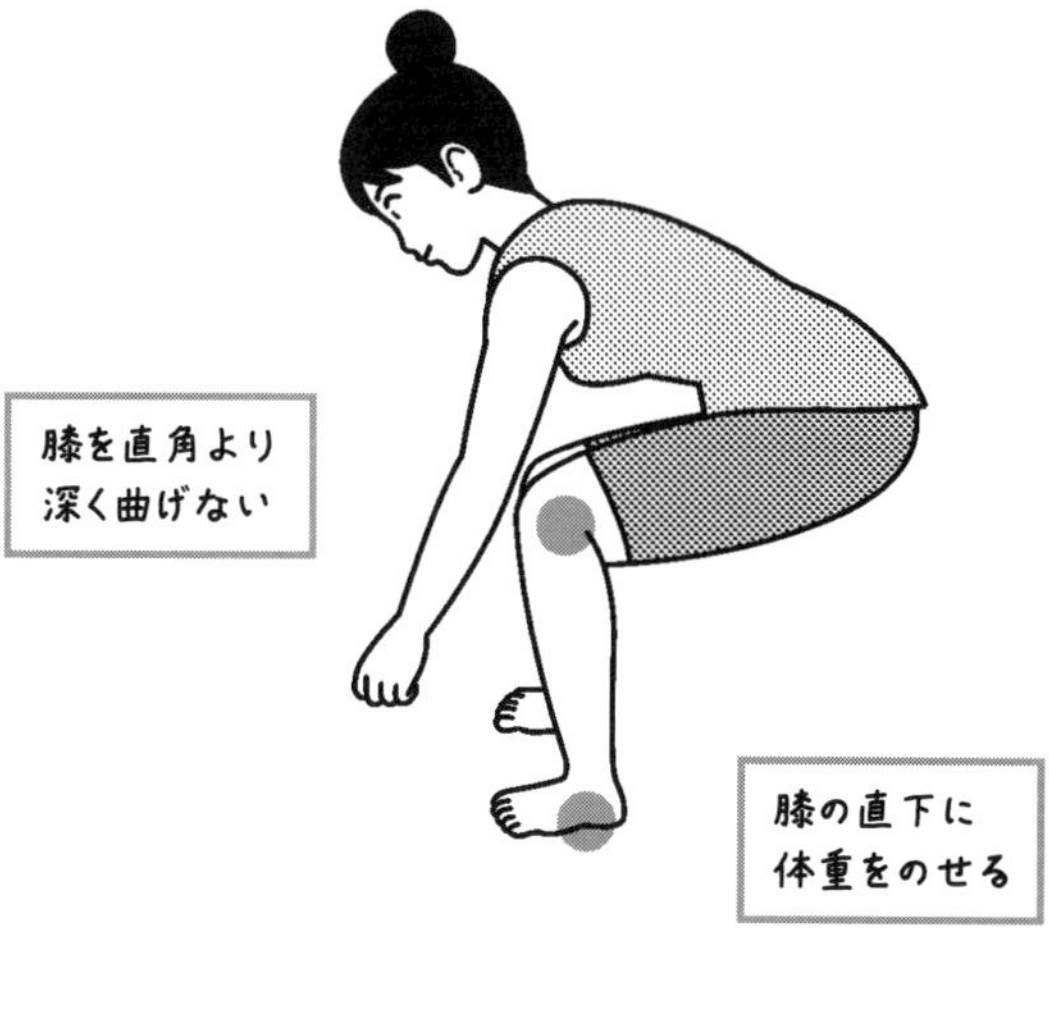
膝を直角より
深く曲げない
膝の直下に
体重をのせる

クッション付きの膝当てを使うようにしましょう。固くて冷たい床に膝をじかにつけて体重をのせると、膝の皿や靭帯を痛めやすいからです。クッションが付いた膝当ては、バレーボール用や園芸用、格闘技用などで各種市販されています。

第6章

膝にやさしい靴選び、膝を守る歯周病対策

6

1 「足によい靴」とは？

靴による足趾の変形に注意！

50代後半から、何年も左膝の痛みに悩まされていた女性がいました。膝を治すために、整形外科をはじめ何軒もの治療院で施術を受けましたが、何年たってもまったくよくならず、それどころか、ますます悪化して歩くことさえ困難になってしまいました。それで、私の整体院に来ました。

その女性の左足の趾《ゆび》が全体的に変形していて、とりわけ外反母趾がひどくて親趾と人指し趾が重なっていました。若い頃は秘書をしていて、高いハイヒールを毎日履いていたのだそうです。

そこで私は、「ドイツ製のシューズ」をお勧めしました。そして、膝よりも足を重点的に施術して、足のアーチを矯正していきました。さらに、歩き方も指導しました。

その結果、いくら歩いても膝が痛くなることはなくなり、わずか1カ月もしないうちにテニスまでできるようになりました。


趾が変形するような靴を履いていれば、体重を支える足の力が弱くなって、膝や腰が痛くなります。そしていずれは身体全体に影響するようになります。足首の歪みが、顔の顎関節を歪ませて、内耳の水腫を引き起こし、めまいの原因になることさえあります。

ですから私は、整体院に来た方の靴をそろえる際に、「どんな靴なのか？」「靴底はどの部分がすり減っているのか？」「インソールはどんな形状をしているのか？」などをチェックするようにしています。

なかには靴の外側がすり減って、大きく外側に傾いてしまっている靴もありましたが、これではいくらよい施術を受けても、効果は望めないでしょう。

膝にやさしい靴選びのポイント

靴は全身の体重を支える土台ですから、骨格を整えるために、なるべくよい靴を選ぶ必要があります。

骨格を整える目的で作られているのが、ドイツのシューズメーカー「ガンター」(Ganter)のコンフォート・シューズです。先ほどのひどい外反母趾の女性にお勧めしたのも、このシューズです。

「ガンター」は、数あるドイツのシューズメーカーの中でも、「健康な姿勢の維持に有効であり、背骨(脊椎)を正しくする優れた効果のある」ことが認められています。ドイツ脊椎健康推進協会(AGR)の認定を取得している、唯一のシューズメーカーです(AGRは、医師と科学者2万人以上で構成された、背骨・腰痛予防などについて提言・啓蒙などを行う権威ある健康推進協会です)。

もちろん、「ガンター製の靴でなければ、膝の痛みが取れない」などというつもりはありませんが、よい靴の例として、ガンターがどんな靴を作っているのかをご紹介します。

靴を選ぶ際の基準として役立ててください。

ガンターの靴底はカーブしていて、タイヤが転がるような感じで体重移動が楽にできるようになっています。そして最大の特徴は、重心が自ずと理想的な位置になるように作られていることです。理想的な重心点は、踝の直下である土踏まずのアーチトップです。ガンターの靴を履いて立つと、自然に理想的な重心点で立てて、それによって身体全体を正しい姿勢に保てるのです。

インソールの衝撃吸収材には天然コルクが使われていて、それを天然のなめし革が覆っています。天然コルクは足の呼吸を妨げず、弾力性に富み、軽くてやさしいフィット感を生み出します。また、天然コルクが足のアーチ構造を保つ形状になっていて、足のアーチが崩れるのを防いでくれます。そして意外に大事なのが、靴の内側に使われる素材です。靴の内側にビニールやナイロン、ポリエステルなどが使われている靴は、足が冷えたり臭くなったりしやすいのです。

ガンターは、靴の内側に天然皮革を使用しています。天然皮革には、通気性や放湿性といった優れた機能がありますから、足にとって常に清潔で快適な環境を提供してくれる最適な素材です。

ガンター以外の靴を選ぶ場合にも、次のようなポイントに気を付けるとよいでしょう。

①踵に体重がのること

まずは、踵に体重がのることです。靴のヒール側に、体重の5分の3がのることが理想的です。ダメな靴は、体重がつま先側に多くかかってしまいます。

②踵が安定すること

そして、踵が安定することです。踵の幅は個人差が大きいため、足長だけで決めないで、靴の踵部分がしっかりフィットする靴を選ぶことが大事です。踵と靴の間に隙間がないようにしっかりフィットして、歩行中に踵がぐらつかないことが、足首や膝を痛めないために重要です。

ちなみに足にフィットするか確かめるには、足がむくみやすい夕方が最適です。靴は、なるべく夕方に買いに行くようにしましょう。また、せっかく踵がフィットする靴を買っても、靴の踵をつぶしてしまっては台無しです。履くときには靴ベラを使って、靴の踵をつぶさない配慮が大事です。

③足のアーチを支えるインソール

足のアーチ構造を支えるインソールも、とても重要です。外反母趾やハンマートウなどの足の変形は、すべて足のアーチ構造が崩れることによって引き起こされるからです。

足は26個の骨でできています。両足で52個の骨ですから、全身の骨の数のおよそ4分の1が足にあるわけです。その26個の骨が組み合わさって、足に3つのアーチを構成することによって体重を支える力を強化しているのです。3つのアーチとは、土踏まずの「縦アーチ」、中足骨の「横アーチ」、小指側の「小アーチ」です。

ところが長時間立ったり、歩いたりすると、足のアーチが落ちてきて体重を支える力が弱くなってしまいます。

縦アーチが落ちて「偏平足」になると、足裏の腱が緊張して、踵が痛くなったり（足底筋膜炎）、膝がねじれて膝痛を起こしたり、踵骨《しょうこつ》が外反して脛骨が傾いてO脚になったりなどといったトラブルが起きやすくなります。

また、横アーチが下垂して「開帳足」になると、外反母趾や内反小趾、ハンマートウなどといった変形をしやすくなり、タコや魚の目などもできやすくなります。また、趾の付け根の痛み（中足骨骨頭痛）に悩まされる原因にもなります。

足の変形は、全身に重大な影響を及ぼす恐れがあります。ドイツの整形外科医は次のように言っています。「足の変形はどんなタイプでも、静脈瘤やその他多くの障害となって、必ず脚や脊髄、脊柱、頭痛、血液循環、あるいは歩き方に悪い影響を与える」と。

足の変形や痛みを防ぐためには、足のアーチが落ちないようにすることです。そのために不可欠なのがアーチを支えるインソールです。インソールは単に衝撃を吸収するだけでなく、３つのアーチをしっかり支える構造になっていることが大事なのです。そうしたインソールの形状は、靴の中で足が前にずれることも防いでくれます。

④靴が趾の付け根で曲がること

靴を持って折り曲げた場合、どこが曲がるかも重要です。歩くときに足で折れ曲がるのは、趾の付け根の部分だけです。中足骨と趾骨がつながるこの関節を「ＭＰ関節」といいます。

靴を折り曲げてＭＰ関節の部位だけが折れ曲がる靴が、疲れにくい靴です。ゴム草履や学校の上履きのように、どこの部位でも曲がる靴は足が疲れます。よい靴は、ＭＰ関節のところ以外は曲がらないようにできています。

足の３つのアーチとMP関節

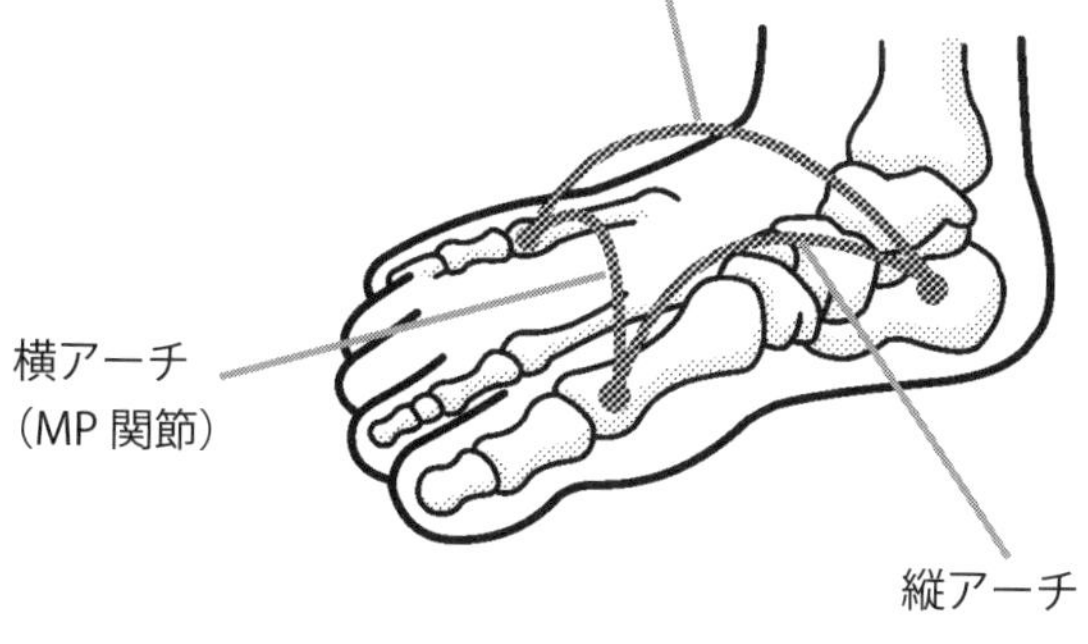

⑤趾が圧迫されないこと

履いたときに、足の趾が圧迫されないことも重要です。

⑥ヒモ靴で足の甲を固定できること

体重が前にかかるのを防ぐためにも、なるべくヒモ靴を選ぶことです。ヒモで足の甲をしっかり固定して、足が靴の中で前にずれないようにすることが大切です。

スリッパは捨てよう！

靴には気をつけているという人でも、意外と室内では何も履いていなかったり、足に悪い履物を履いていたりすることが多いものです。

室内の履き物では、とりわけスリッパはＮＧです。スリッパは、足のアーチを守るパッドが入っていないため、長時間履いていると足のアーチが落ちてしまいます。さらにスリッパはつま先に引っかけているだけですから、脱げないように無意識に趾を曲げてつかんでしまいがちです。いつもその状態だと、趾が曲がったまま伸びなくなってしまいます。すると、歩くときに膝を持ち上げなければならず、膝が痛くなりやすいのです。

サンダルを選ぶ場合は、足のアーチを支える構造のもので、足を冷やさないために天然皮革製であることが重要です。ビニールやポリエステルなどの履物だと、足が冷えて、膝が痛くなります。決して、「軽ければ楽」というわけではないのです。

2 「歯周病」が、膝痛を悪化させる！

膝の痛みの原因が「歯」にあることも

60代半ばの女性が、膝痛のため、知人の勧めで私の整体院に来ました。変形性膝関節炎と診断されて、医者からは手術を勧められていました。ひどいO脚で、両足をそろえて立つと両膝の間に拳が2つ入るほど離れていました。

膝が痛くなったきっかけや症状の経緯などを伺いながら一番気になったのは、顔の歪みでした。顔の左右が大きく傾いていたのです。そこでまず噛み合わせを直してもらうために、私が信頼している歯科医を紹介しました。

彼女はさっそく、その歯科医の治療を受けに行きました。すると、翌月には顔が変わっていました。それから2カ月後には膝がまっすぐ伸びて、立った状態で両膝が指2本くらいの距離まで狭まりました。そして半年後には、膝の痛みがなくなりました。

このように、膝の痛みが歯に原因があったということは珍しくありません。

なぜ、歯周病が膝の痛みの原因になるのか

膝が痛くなる歯の問題として、最も多いのは歯周病です。

歯周病は、歯周病菌による感染症で、全身に様々な疾患を引き起こす原因となります。歯周病は、歯茎が腫れたり出血したりする歯肉炎や、炎症が進んで歯周組織が破壊される歯周炎などを指します。

口の中には、肛門にいる菌の数より多い約１００億個もの細菌がいます。口の中の清掃状態が悪いと1兆個を超え、その種類はおよそ７００種にも及ぶといわれています。ものすごい数の細菌が、口の中の毛細血管から侵入して全身を巡って、身体のあちこちに炎症を引き起こすのです。

血管に炎症が起きると、すぐにコレステロールが潜入して修復されます。血管の内壁に

コレステロールが潜りこむことで、血管壁が肥厚《ひこう》します。血管壁のコレステロールが酸化すると、それが免疫細胞の攻撃対象となって、また炎症が起きます。

歯周病になると、自覚症状がまったくなくても、身体中でこのような微小な炎症が起きているのです。そして血液中に炎症性物質が増えて、全身のあちこちで炎症が起きやすくなります。膝関節も例外ではありません。

また、細胞がインスリンに反応しにくくなります。つまりインスリンがあるのに、ブドウ糖が細胞に入りにくくなるのです。そのため、高血糖になります。

なぜ、歯周病が膝痛の原因になるのか

歯周病によって血液中の炎症物質が増加
←
インスリン抵抗性で高血糖に
←
高血糖によってAGEsが生成され、血管が硬化
←
膝への血流不全によって軟骨が硬化、剥離する
←
滑膜炎が起きて激痛、変形性膝関節症に

高血糖になると、糖とタンパク質がメイラード反応（タンパク糖化反応）を起こして、老化物質のＡＧＥｓを生成します。ＡＧＥｓによって、血管の硬化が進みます。とりわけ脚の血管は、ＡＧＥｓによる硬化が進みやすいところです。

脚の血管が硬化すると、膝への血流が悪くなり、軟骨に十分な酸素と栄養が届かなくなります。そのため軟骨が硬化していき、やがて剥離し、そのカケラが滑膜に当たると滑膜に炎症が起きて激痛が走ります。その結果、「変形性膝関節症」になるのです。

顎のゆがみが全身のゆがみに

歯周病の膝への影響は、これだけではありません。歯周病が進行して歯が抜けると、顎関節がずれて、頭が前に出た「猫背」姿勢になります。すると体重はつま先に集中して、膝が前に出ます。つま先にかかった体重圧は膝の皿に反射しますから、大腿四頭筋が疲弊して膝が痛くなるのです。

また背骨が前に倒れるほど、腰椎への負担は大きくなりますから、腰も痛くなります。

さらに、つま先に体重がかかることで、足が前に出にくくなるため転びやすくなります。転んで打ち所が悪いと、大腿骨を骨折してしまいます。

このように、歯周病によって歯を失うことが、全身の骨格をゆがめて、腰や膝を痛めることにつながるのです。

食後に歯をみがくと歯周病になりやすい！

歯周病を防ぐには、定期的に歯科衛生士のクリーニングを受けることが必要ですが、家でも毎日、正しい歯のケアをすることが大事です。

まずは、「食後すぐに歯みがきをしない」ことです。食後すぐに歯を磨くと、歯周病になりやすくなるのです。

食後は口内にミュータンス菌（虫歯の原因となる菌）が増殖しており、食べ物に含まれる糖を分解して「酸」を生み出しています。食後は、その酸が歯のエナメル質を溶かしている状態です。この溶解は、食べ始めて3分後には始まります。

食後すぐの歯が溶けている時間に歯みがきをするのは、歯のエナメル質を剥がしているようなものです。特にラウリル硫酸ナトリウム（界面活性剤）や研磨剤が入った歯みがき剤でみがくのは、最悪です。

口の中の酸は、時間が経つにつれて「唾液」で中和されて、それとともにリン酸カルシウムが歯に付着し、歯のエナメル質が修復されます。食べ終わって20〜30分後には、修復が始まります。

歯周病を防ぐ秘訣は「歯のなめ回し」

歯を守っているのは、「唾液」です。したがって食後にすべきなのは、舌でよく歯をなめ回して、歯に唾液をしっかりつけることです。歯間に詰まったものを取り除くことも有効です。

ポイントは、「みがく」のではなくて「掃除する」ことです。歯周病菌が最も増殖するのは夜寝ている間ですから、歯の清掃が効果的なのは「寝る直前」と「起床直後」の２回です。寝ている間は、唾液が出ないからです。

歯を清掃するコツは、歯をゴシゴシこすらないで、「歯と歯の間」と「歯と歯茎の間」を、デンタルフロスか歯間ブラシ、あるいはワンタフトブラシ（小さいサイズの歯ブラシ）などを使ってきれいにすることです。歯茎が弱い人は、ウォーターピック（水流による口腔洗浄器）を使うのも効果的です。

歯垢（歯石）は歯周病菌の塊です。歯垢は「バイオフィルム」という数種類の菌が層状に重なった構造をしていて、その表面を特殊なタンパク質が覆っています。そのためエタノールでは歯周病菌を殺菌できません。

バイオフィルムを破壊して歯周病菌を退治できる成分は、ＯＨＡ水（高濃度次亜塩素酸水）やＩＰＭＰ（イソプロピルメチルフェノール）です。このいずれかを含んだ溶液で、口うがいすると効果的です。ただし、ＯＨＡ水でうがいすると歯に色素が沈着しやすくなりますから、うがいした後に「ジェルコート」を使ってブラッシングしておくことをオススメします。

歯周病を予防するために気をつけたいポイントは、次の3点です。

①起床後と就寝前に、歯間と歯と歯茎の間を掃除して、バイオフィルムを殺菌できる溶液で口うがいを行うこと。

②食後は、舌で歯をなめ回して唾液をつけるようにすること。

③1～2カ月に1回は、歯科衛生士にクリーニングしてもらうこと。

こうした歯周病予防の心がけが、ひいては足腰の衰えや膝痛を防ぐことにもつながるのです。

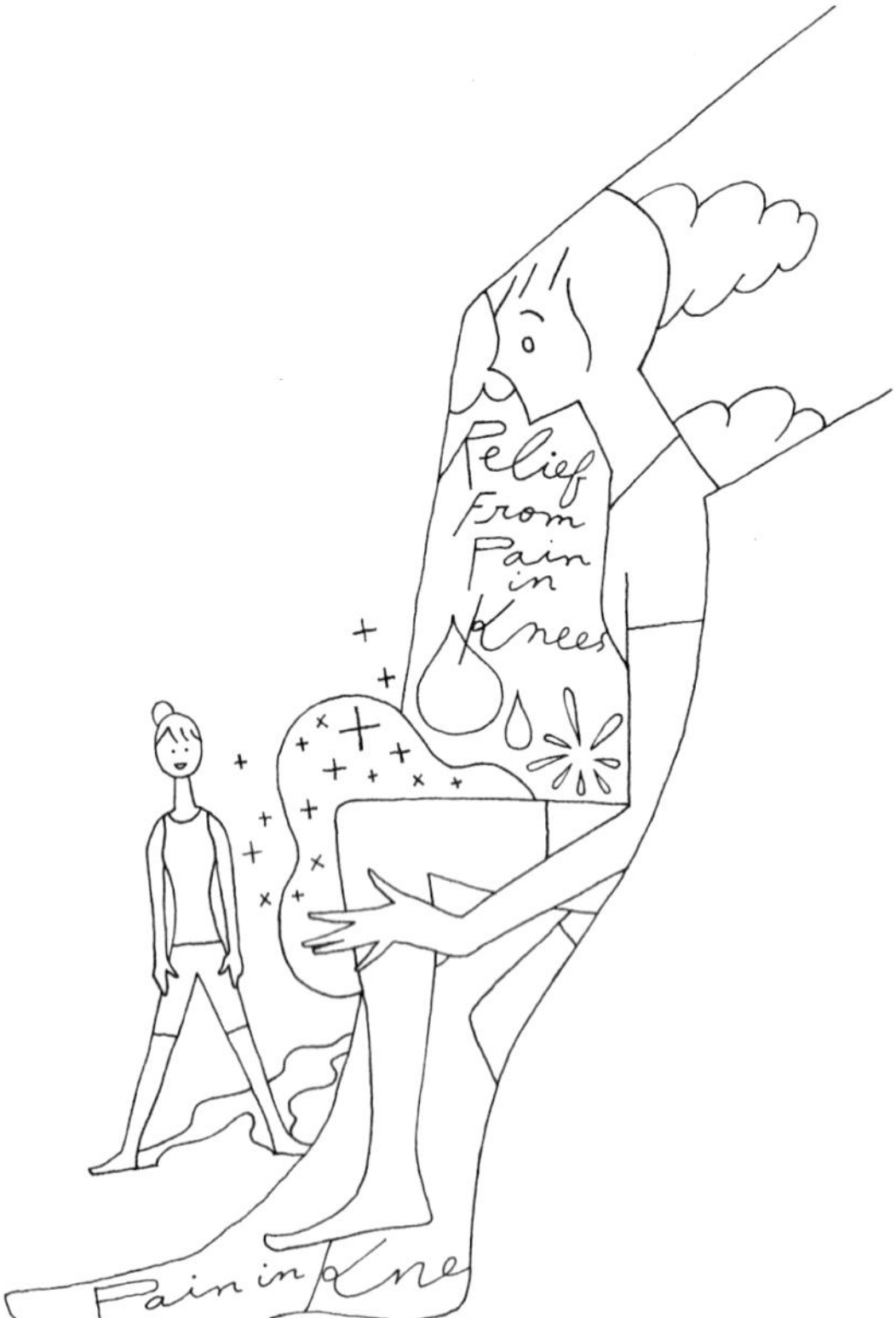
Relief
From
Pain
in
Knees
Pain in Kne

第7章

効果的な足腰の鍛え方

1 「筋力アップのしくみ」を理解しよう！

やみくもな筋トレは逆効果に

何年か前に、76歳の男性が体質改善の相談に来られました。その人は毎朝起きてすぐに、腕立て伏せを連続で１００回行なってから、〝気〟を取り入れる体操を1時間行なって、昼からは社交ダンスを2時間した後、ジムで1時間泳ぐという毎日を送っているということでした。

ところが身体を見ると、足腰の筋肉がやせ衰えていて、お腹にはぜい肉がたっぷりついていて、背中はシミだらけでした。そして最近、左の耳が聞こえにくくなったというのです。毎日これだけ運動をしているのに、なぜ筋肉がやせ衰えて、ぜい肉がつき、そのうえ聴力まで衰えてきたのでしょうか？

その理由は、栄養失調でした。もう20年以上、動物性タンパク質をまったく摂っていないということでした。さらに最近、「長寿遺伝子をONにするため」という理由で、極度にカロリー制限をするようにしたというのです。聴力がガクンと低下したのは、それから間もなくのことでした。

この例から分かるように、単に運動して鍛えれば筋肉がつくというわけではないのです。筋力強化の基本的な原理を知らずに、やみくもに筋力トレーニングに励むのは危険です。なぜかというと、筋力を鍛える運動は「筋肉を破壊する行為」だからです。

筋肉をつけるためには、栄養が必要

足腰の筋肉を強化する前に、まずは「筋肉が発達して強くなるしくみ」を知っておくことが必要です。

筋トレをすると、筋肉に負荷がかかり、筋肉が破壊されます。破壊された筋肉は、数日後には修復されて、もとの筋繊維よりわずかに太くなります。これを「超回復」といいます。つまり、ほんのわずかに強くなって、同じ負荷では破壊されないようになります。

筋肉が超回復したタイミングで、前回より負荷を少し増やしてまた筋肉を破壊させます。そして超回復を待ってから、前回より負荷を増やしてまた筋肉を破壊します。

この繰り返しによって、少しずつ筋繊維が太く強くなっていくわけです。これが、筋トレによって筋力を強化させる基本原理です。

ただし超回復するには、十分な栄養と休養が欠かせません。もし、栄養か休養のどちら

筋力強化に必要な３つの要素

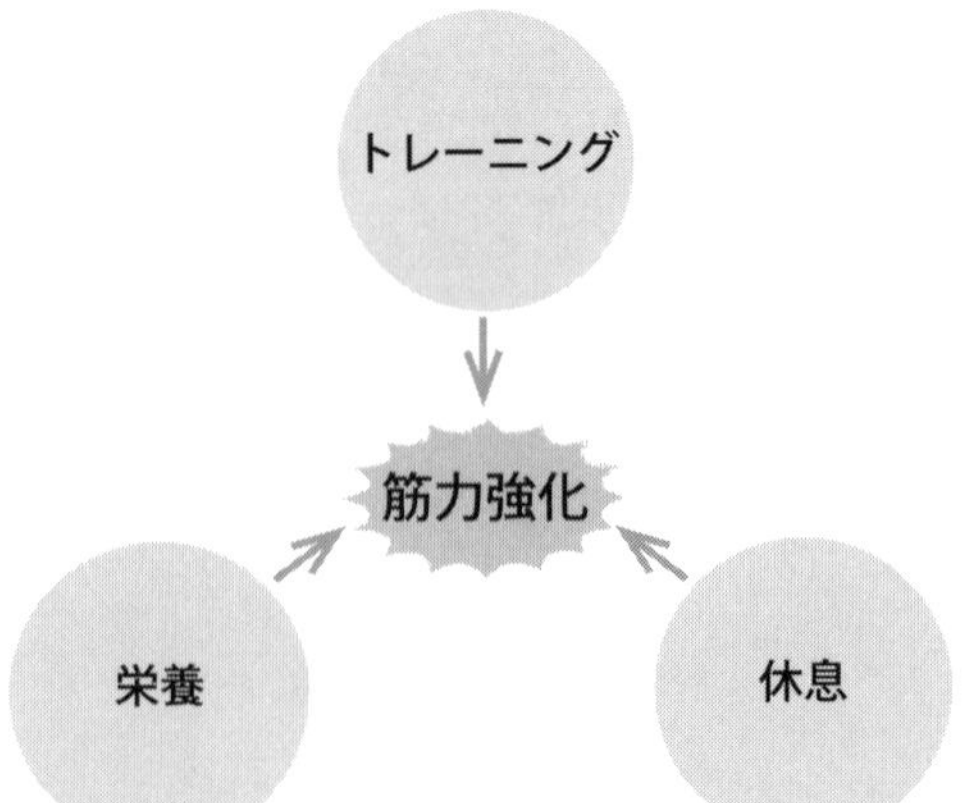

かでも足りなければ筋肉は回復せず、回復しないまま筋トレをすることで逆に筋肉が減ってしまうのです。これを、俗に「土方痩せ」といいます。

筋肉の元になる「タンパク質」

第4章では、筋力の維持のためには、「体重1kg当たり最低1gのタンパク質が毎日必要」というお話をしましたが、筋肉を発達させるためには、体重1kg当たり最低1・5gのタンパク質が必要であると、スポーツ栄養学では説明されています。体重60kgの人ならば毎日最低90gのタンパク質を摂る必要があるのです。90gのタンパク質を摂るには、肉や魚、卵や納豆などを合計して360gは食べる必要があります。ちなみに本格的にボディビルをしている人たちは、体重1kg当たり2gのタンパク質を摂るようにしています。

筋肉の合成に欠かせない「糖質」

筋肉を発達させるためには、糖質も必要です。タンパク質だけをいくらたくさん食べても、糖質が足りないと筋肉になりません。タンパク質から筋肉を作るには、糖質を摂ることで分泌されるインスリンが必要だからです。インスリンは血糖値を下げるだけでなく、筋肉を合成する働きもあるのです。スポーツ栄養学では、筋肉の疲労回復を促し、筋肉を増強させるベストバランスは、「糖質3：タンパク質1」であることが立証されています。

ちなみに、プロ野球界のスーパースターとなった大谷翔平選手は、身体を成長させるために毎日ご飯を丼で10杯食べていたといいます。あの見事な体格は、毎日の大量のご飯によって作られたと言っても過言ではないのです。大量のご飯とともに肉や魚、卵などをガッツリ食べることで、強い骨格と筋肉を作れるのです。

したがって、極端な糖質制限やタンパク質が足りない菜食をしている人は、いくら筋トレをしても強くなるどころか、かえって筋肉や関節を痛めてしまうことになります。

また、トレーニングによって破壊された筋肉が回復するには、十分な休養も必要です。

要するに、筋力の強化は「トレーニング・栄養・休養」をセットで考えなければいけないのです。食べることも筋トレの一部なのです。

栄養を摂るゴールデンタイム

また栄養は「摂取するタイミング」も重要で、1日の所要量さえ満たしていればOKというわけではないのです。栄養を摂取する最適なタイミングは3つあり、「ゴールデンタイム」と呼ばれています。

①運動の直後（20分以内）
②運動の2時間後
③就寝前

この時間帯に「成長ホルモン」の分泌が高まるため、このタイミングで栄養を補給することが望ましいわけです。ただし、一般的に寝る前は胃が空のほうがよいので、就寝前は省いてもよいでしょう。

3つのゴールデンタイムの中で、とりわけ筋肉量を増やす効果が高いのが、①の運動の直後です。

タンパク質と糖分を摂取するタイミングと、足腰の筋肉増加量を検討した論文があります（Levenhagen, 2001）。運動後にタンパク質と糖分を摂取しなかった場合、タンパク質の分解量が合成量よりも多くなり、明らかに筋肉量が減っていくことが示されています。一方、運動直後にタンパク質と糖分を摂取すると、タンパク質の分解量より合成量が上回り、筋肉量が増加します。また、運動の3時間後にタンパク質と糖分を摂取すると、摂取しなかった場合と同様に筋肉量が減っていくことが明らかになっています。

高齢者24名を対象に行なった実験でも、筋トレ直後の栄養摂取が足腰の筋肉量を増やすことが報告されています（Esmarck, 2001）。12週間にわたって、筋トレ直後にタンパク質10gを含むサプリメントを摂取してもらったところ、直後に摂取した場合は大腿四頭筋量が増加しました。しかし、筋トレの2時間後に摂取しても筋肉量の変化は見られませんでした。

また、ラットを用いて、運動直後の食事摂取と、運動の4時間後の食事摂取で、筋肉量の関係を8週間にわたって調べた研究があります（Suzuki et al, 2000）。ここでも、運動直後に摂取すると筋肉量が増えることが示されました。さらに興味深いことに、運動の4時間後に食事を摂取すると、筋肉にはならず脂肪になってしまうことが示されています。

これらの結果から、筋トレによる筋肉量を増やすには、糖質とタンパク質を、運動の直後に摂る必要があることが分かります。また、スポーツ栄養学では糖質とタンパク質のバランスは3：1がベストであることが明らかになっています。ですから、筋トレの直後に、糖質とタンパク質を3：1のバランスで摂取することが、筋肉量を増やすためには最適であるといえます。

アミノ酸はＢＣＡＡが重要

人体を構成しているタンパク質には様々な種類がありますが、筋肉を構成しているのは分岐鎖アミノ酸（ＢＣＡＡ）であるバリン、ロイシン、イソロイシンです。筋肉を構成しているタンパク質には、バリン、ロイシン、イソロイシンが1：2：1の比率で含まれています。

ＢＣＡＡのバリン、ロイシン、イソロイシンが１：２：１のバランスで含まれたアミノ酸飲料を摂取すると、30分後に血液中のＢＣＡＡ濃度がピークに達することが明らかになっています。したがって筋肉量を増やすためには、筋トレの直後にＢＣＡＡを補給することが望ましいといえます。

また筋トレの前にＢＣＡＡを摂取すると、運動中の乳酸の産生を抑えられ、運動中の筋肉タンパク質の分解が抑制されて、筋肉損傷の回復も促されることが分かっています。ですから、筋トレの前に摂取することも効果的です。

運動後はブドウ糖、タンパク質、アミノ酸を摂ろう

運動直後に摂取する糖質として、最も効果的なのはブドウ糖です。

「ブドウ糖なんか摂ったら、血糖値が上がってしまうじゃないか」という心配は無用です。運動の直後は、ブドウ糖が筋肉に優先的に吸収されるため、血糖値は上昇せず、脂肪が増えることもないのです。そして筋肉疲労を回復させるには、ＧＩ値が高い（＝摂取後に血

糖値が早く上がる）ブドウ糖が最も効果的なのです。

したがって筋トレをしたらすぐに、ブドウ糖と、ＢＣＡＡを含むタンパク質やアミノ酸を３：１のバランスで摂ることが理想的です。これらの粉末を水に溶かして飲めばよいのです。

そして、その2時間後に食事をして、ご飯と肉や魚、卵や納豆などから筋肉を作るための栄養をしっかり補給することが望ましいわけです。

運動するなら夕方

身体のためを思うなら、「運動する時間帯」も重要です。早朝のウォーキングや筋トレなどを習慣にしている方は多いかと思いますが、朝は基本的に「脱水状態」になっているため、激しい運動をすると心筋梗塞や脳梗塞などを起こしやすくなります。関節の軟骨も水分が不足すれば硬くなり、わずかな衝撃で痛めやすくなります。

たとえ朝食で水分を補給しても、身体全体に水分が満ちてくるのはお昼くらいからです。

ですから、午前中はなるべく激しい運動はしないほうがよいのです。また筋トレは血圧を急激に上げますから、早朝の筋トレは避けるべきです。特に、前の晩に遅くまでお酒を飲んでいて、睡眠不足で朝食も食べずにゴルフに出かけるというのは、まさに自殺行為です。

運動に最も適した時間帯は、夕方です。夕方は、1日の体温リズムで体温がピークになります。夕方に体温を上げておくと、就寝時に体温が下がって眠りに入りやすくなります。

効果的な筋力アップのために	
摂りたい栄養	・糖質：タンパク質（アミノ酸）＝３：１ ・筋肉をつけたいなら、１日のタンパク質摂取量は、体重１kg当たり最低1.5 g
栄養を摂るゴールデンタイム	①運動の直後（20分以内）（※運動前でもＯＫ） ②運動の２時間後 ③就寝前（※省いてもＯＫ）
運動に適した時間帯	・夕方 ※朝は「脱水症状」のため NG

2　痛くても歩いたほうがよい？

毎日少しでも歩く習慣を

膝が痛いときは、無理せずに安静にしていたほうがよいという意見もあります。ですが、痛いからといって休んでいると、筋肉が衰えてしまいます。特に高齢者の場合、長く安静にしていたために歩行が困難になったり、寝たきりになったりする恐れがあります。急性の痛みである場合を除き、多少の痛みがあってもできるだけ歩いたほうがよいと考えます。

私の整体院に毎月通っている80代の女性を2名、紹介しましょう。

半月板損傷でも脚の筋力は戻る

1人目は、82歳のときにハイキングで、左膝の半月板を損傷した女性です。しばらく経って左膝の痛みがなくなったころに、逆の右膝が痛くなって曲げ伸ばしができなくなりました。

幸い右膝の半月板は無事でしたが、脛骨と腓骨の関節がずれていたので、それを矯正することで痛みが取れて、曲げ伸ばしができるようになりました。

しかし、何カ月も歩かないでいたために、脚と臀部の筋肉がずいぶんとやせ衰えてしまいました。もともとかなり細身の人なので、私は「このままだと、もうじき歩けなくなってしまう」と危惧しました。

そこで、毎日の習慣としてトレーニングを取り入れるようにアドバイスしました。その女性は、毎日、駅ビルの入っているスーパーで買い物することが習慣だったので、買い物をしたらすぐに帰ってしまうのではなく、その駅ビルを、途中で休んでもよいから7階まで階段で登って、また階段で降りてくることをお勧めしました。

彼女は毎日熱心にそれを実行しました。すると半年後には、膝を痛める前の筋肉量に戻りました。80代でも、まだ筋肉を強化できるのです。

日常の階段の登り降りが回復を助けた

もう一人は、88歳になった女性です。5年前に左の膝を痛めて、しばらく杖をつきながら整形外科に通っていました。ところが何カ月通っても一向によくならず、私のところに相談に来ました。

その女性の話を聞いて原因を探ったところ、痛くなった原因は家事でした。その方は10年前にご主人が亡くなってから娘夫婦と同居しており、娘夫婦が留守のときは、その方が一人で家族全員の布団を干したり、衣類のサイズを直したりしていたのです。とりわけ、布団をベランダに干したり、取り込んだりする作業が、膝を悪くしていると考えられました。布団を身体の右側に抱えて干すと、左の膝に大きな負担がかかるからです。

そこで私は「布団干しだけはしないように」とお伝えしました。そして、私の施術も定期的に受け、家では自分で脚にオイルをすり込み、遠赤外線で温めてもらいました。

また、よかったのは、その方に階段の登り降りの習慣があったことです。エレベーターのない団地の4階に住んでいるので、どこに出かけるのにも階段を降りて、帰りは4階まで上がっていました。膝が痛くても、毎日最低2回は外出するようにしていました。

こういった努力の甲斐あって、半年後にはすっかり膝の痛みがなくなり、杖も要らなくなりました。88歳になっても全国のお寺巡りに頻繁に出かけており、高野山もまったく支障なく登り降りできています。

この2名の女性の例は、「痛くても歩いたほうが治りやすい」ことを示しています。痛いからといって家に閉じこもって座ったままでいたら、筋力が落ちて、痛みや変形が悪化し、ますます歩けなくなってしまうでしょう。

多少痛くても、ゆっくりでよいので毎日少しでも歩く。これが早く痛みから解放されるために必要です。歩くことによって、軟骨を死滅させていく過剰な免疫反応を沈静させることができるからです。

ジムで鍛えても膝痛を解消するのは難しい

膝痛の予防や改善のために整形外科などで指導されるトレーニングにも、実は膝痛の解消にはつながらないものがあります。その代表的な2つを紹介します。

「レッグ・エクステンション」は逆効果!

膝痛を治すために整形外科で必ずといってよいほど指導されるのが、「レッグ・エクステンション」という大腿四頭筋を鍛えるトレーニングです。マシンに座り、足首に負荷をかけて膝を曲げ伸ばしする筋トレです。

ところが、膝が痛い人がレッグ・エクステンションをしても膝の痛みが軽減することはまずありません。それどころか、股関節や腰が痛くなってしまう恐れがあります。

両膝を寄せる「内転筋トレーニング」もNG!

また、両膝の間に何かをはさんで両膝を寄せる内転筋トレーニングも膝痛の改善のために行われています。内転筋を鍛えることは確かに膝の改善に効果的ですが、両膝を寄せる動作は、決して脚によいとはいえません。両膝を寄せると、股関節には大腿骨の骨頭が骨盤の臼蓋から外れるような力がかかります。そしてヒップが広がります。ヒップが広がると臀筋が緊張しますから、腰痛や坐骨神経痛が悪化します。

レッグエクステンションも、両膝を寄せる内転筋トレーニングも、ウエイト・トレーニングの発想から考えられた筋トレです。しかし、NASAの最新研究によると、ウエイトトレーニングの鍛え方では膝痛をなくせないというのです。

ウエイト・トレーニングの筋トレはすべて、瞬発力を鍛える運動です。瞬発力を発揮する「速筋」は、長い時間働き続けることはできません。つまり、ジムで筋肉を鍛えても、膝痛を解消することは難しいのです。

膝痛を治す最適な運動は「抗重力筋」を鍛えること！

私たちが日常生活で立ったり歩いたりするのに使っている筋肉は、「抗重力筋」です。

私たちは常に地球上で重力（1G）を受けて生活しています。この1Gという圧力に抵抗することで姿勢を保ち、自由に動き回れるのです。その際に主に使われているのが、「抗重力筋」です。抗重力筋は、瞬発的に強い力を出すことはできませんが、長い時間体重を支え続けることができます。膝の痛みを取るために鍛える必要があるのは、速筋ではなく、この抗重力筋なのです。

この抗重力筋は、重力に抵抗するための筋肉ですから、重力を利用して鍛えるしかありません。たとえば水中は、月面と同じ6分の1しか重力がかからないので（1／6G）、いくら水中を歩いても足腰の筋力を鍛えることはできません。足腰を鍛えるには、地上を歩く必要があるのです。同じ理由で、寝転がって脚をいくら上げ下げしたところで、まったく効果はありません。抗重力筋を鍛えるには、立った姿勢で鍛えることが必要なのです。

立っているだけでも抗重力筋は働く

ただ立っているだけも十分効果があります。ただ立っているだけでも、脚全体に体重がのり、姿勢を保つための筋肉が鍛えられるからです。

体重というのは、重力があるから生まれます。たとえ体重が１２０㎏あっても、無重力の空間では重さがなくなり、空中にフワフワと浮かんでしまいます。重力があって初めて、体重を感じるわけです。

体重を支えることがどれだけ大変かは、逆立ちをしてみるとよく分かります。体操競技などの訓練をしていなければ、おそらく30秒も逆立ちしていられないでしょう。脚で立つだけなら1時間でも2時間でも立っていられる人はたくさんいます。１日中立っていられる人だっているでしょう。

そもそも私たちの骨や筋肉は、体重を支えるためにあるのですから、体重さえかけていれば骨や筋肉が強くなります。要するに、膝の痛みをなくしたければ、よい姿勢で立っている時間を増やせばよいのです。痛いからといって、１日中横になっていたり、座ってばかりいたりするから、骨からカルシウムが抜けて、筋肉がやせ細ってしまうのです。

痛くても、がんばってなるべく立っていることで、足腰の骨や筋肉が強くなっていきます。正しい立ち方の基本は第5章を参考にしてください。

膝痛を治す最適な運動は「歩く」こと！

正しく立つことに加えて、1日1時間くらい歩くと、さらに効果的です。時間帯は、前節でお話ししたように夕方がよいでしょう。高齢者の足腰を健全に保つには、毎日最低8千歩、歩くことが必要であることが立証されています。8千歩というのは、時間にして1時間半くらいです。一度に歩くのではなく、数回に分けて合計で8千歩になればよいのです。今まであまり歩かない生活を続けていた人は、まずは4千歩から始めて、徐々に5千歩、6千歩、7千歩……と少しずつ歩く歩数を増やしていくとよいでしょう。

しかし、健康効果が高まるのは1日1万歩くらいまでで、1万2千歩以上歩くと、逆に免疫力が低下してしまうことが分かっています。歩けば歩くほどよい、というわけでもありません。なんでもホドホドがよいのです。

大腿四頭筋＆内転筋を鍛える「四股スクワット」

膝痛の解消に有効なトレーニングを紹介しておきます。大腿四頭筋と内転筋、臀筋群などを鍛えられる「四股スクワット」です。

スクワットは、膝を曲げて腰を落としてから、また立ち上がる運動です。通常のスクワットは両足を肩幅に開いて行いますが、これだと内転筋があまり鍛えられませんが、四股スクワットならば、内転筋も鍛えられ、臀筋群への筋トレ効果も倍増します。

四股スクワットのやり方

①まず両足を肩幅の2倍に開いて、つま先を外に向けて立ちます。

②そして体重を踵側（踝の直下）に保ちながら、腰を落とします。

③「息を吐きながら、踵で床を押す」ように立ち上がります。

このとき踵の骨で床を押し下げるつもりで。

四股スクワット

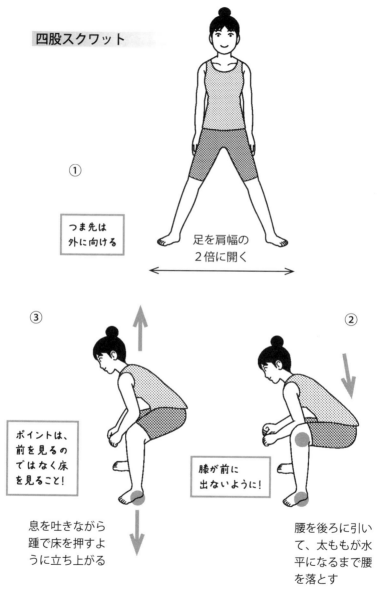

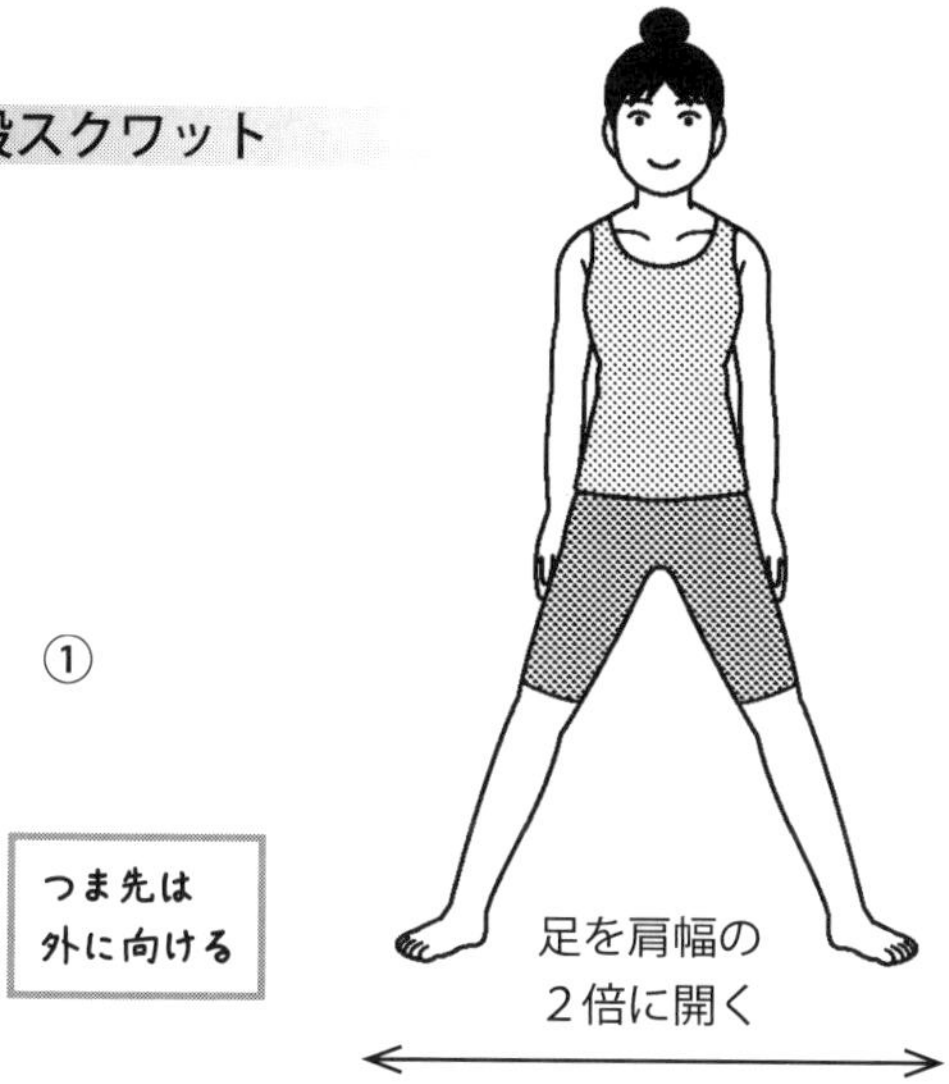
①
つま先は
外に向ける
足を肩幅の
2倍に開く

②
膝が前に
出ないように!
腰を後ろに引い
て、太ももが水
平になるまで腰
を落とす

③
ポイントは、
前を見るの
ではなく床
を見ること!
息を吐きながら
踵で床を押すよ
うに立ち上がる

②で腰を落とすときの注意点は、「絶対に膝を前に出さない」ことです。膝が前に出るから、膝や腰が痛くなるのです。膝が踝の真上にいつもあることが、きわめて重要です。つまり、前から見ても横から見ても、脛骨が床と垂直になっていなければいけません。そのためには、「上体を前に倒す」ことです。視線は、床に向けます。両足の中間よりやや前方の床を見ます。前を向くと上体が起きてしまって、膝が前に出てしまいます。

上体を思い切って前に倒して、「腰を後ろに引く」のがコツです。

腰を低く落とす必要はありません。「膝が直角になった位置で止める」ようにするのが重要です。つまり、大腿の前面が水平になったところで止めるのです。それ以上、腰を落としてはいけません。

正しいフォームで行えば、膝や腰を痛めずに、大腿四頭筋、内転筋、臀筋群を総合的に鍛えられます。回数は、50〜１００回も行えば十分でしょう。一度に行なってもよいですし、何度かに分けて行なってもかまいません。

慣れてくれば、もっと回数ができるようになるでしょう。しかし回数を増やすよりも、スピードを遅くするほうが筋力アップの効果は高くなります。少ない回数で効かせたければ、ゆっくりと動かすことです。ゆっくり行えば、わずか10回でも十分効果があるのです。

初心者にオススメの「イス四股スクワット」

四股スクワットを正しいフォームで行うのは、初心者には難しいかもしれませんので、初心者には、イスを使って行う「イス四股スクワット」をお勧めします。イスを使うことで、より楽に四股スクワットができます。イスは、座面が膝の高さと同じか、やや高いものを使ってください。膝の高さより座面が低いイスはNGです。

イス四股スクワットのやり方

①イスに腰かけて両足を肩幅の2倍に開きます。
　開けない人は、開けるところまででかまいません。
②足は、膝の直下に踝がくる位置に置き、脛骨が前から見ても横から見ても、床に垂直

になるようにします。つま先は、外に向けます。

③そして、イスに座ったまま上体をやや前傾させると、重心が下腹にくるはずです。

腰ではなく下腹に体重がのることが重要です。

④その姿勢から、「息を吐きながら踵（踵骨）で床を押す」ようにして、座面から腰を上げます。

膝を伸ばしきるまで上げる必要はなく、ほんの少しでも腰がイスの座面から離れれば効果があります。

①、②

イス四股スクワット

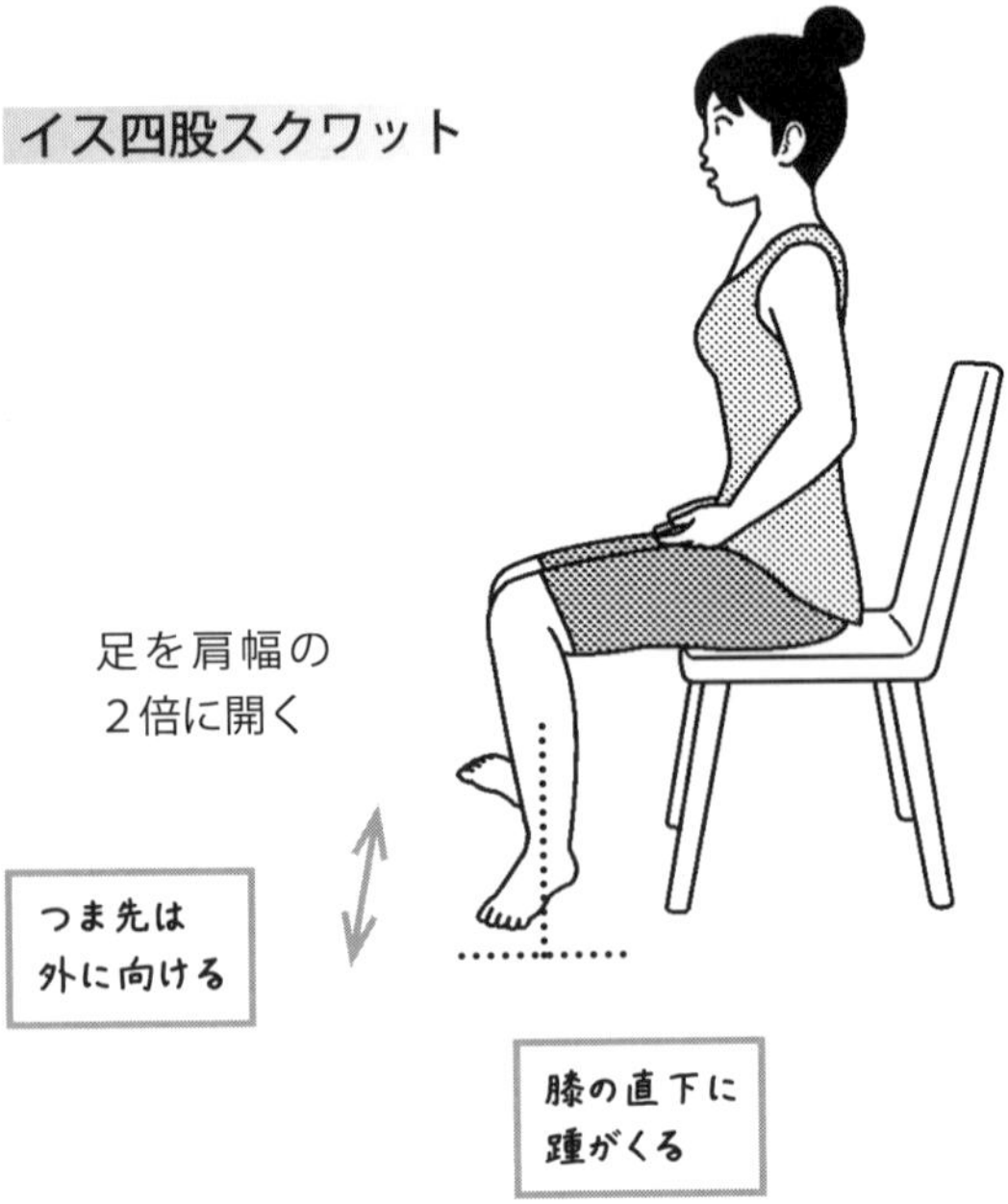
足を肩幅の
２倍に開く
つま先は
外に向ける
膝の直下に
踵がくる

大腿四頭筋や内転筋が最もパワーを使うのは、立ち上がりの3分の1くらいまでで、その後はあまり筋力を使わないのです。ですから、ほんのわずかでも腰が浮けば大腿四頭筋や内転筋が鍛えられるのです。

できるだけゆっくり行うことで、筋力アップの効果を高めることができます。スローモーションビデオのように、ゆっくりと腰を浮かして、ゆっくりと腰を下ろすと、たった10回でも結構効きます。

このように、膝痛を治すために特別な器具は必要ないのです。自分の体重

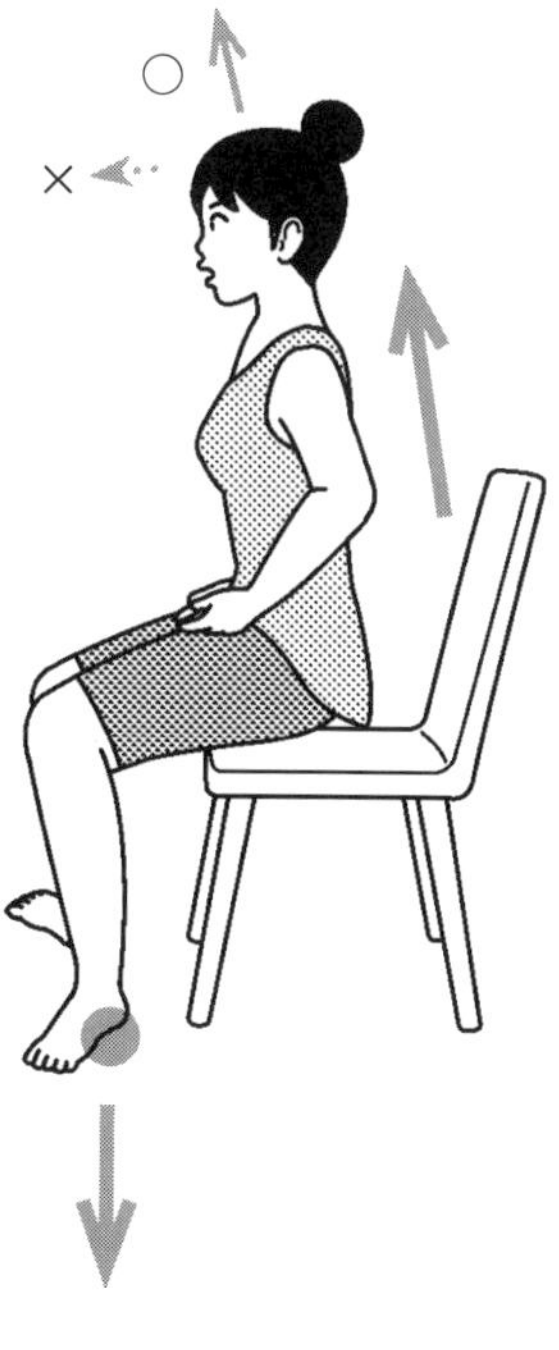

上体をやや前傾させて、重心を下腹にのせる
⇒ 息を吐きながら踵で床を押すようにして腰を上げる

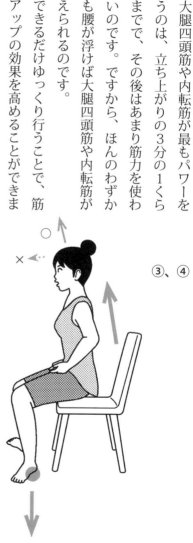

を利用すれば、最低限必要な筋力は作れます。

日頃からできるだけ立つ時間を増やし、夕方に歩きに出かけて、夕飯前に少しイス四股スクワットを行う。たったこれだけの運動で、足腰を健全に保つことができるのです。

あとがき

最後までお読みいただき、ありがとうございました。

膝の痛みを取るために必要な知識を整理できたと思います。膝痛解消のガイドブックとしてお使いいただければ光栄です。

膝痛というと、骨格の歪みや軟骨のすり減りばかりが重視されていますが、一番大事なのは血管や筋肉や軟骨や骨を丈夫に保つための「栄養」です。膝の痛みを軽減するには、正しい食事と栄養の知識が不可欠なのです。

もし本書によって栄養に興味を持っていただけましたら、著者のウェブサイト【体質研究所】http://www.taishitsuken.com もご覧ください。

体質改善に必要な知識をクイズ形式で学べるように、「体質改善検定」

を掲載しています。また「体質改善のヒント集」にも、体質改善に役立つ情報を掲載しています。

最後に、この本の出版のチャンスを与えていただいたＢＡＢジャパンの東口敏郎社長と、構成のアドバイスから煩雑な編集作業をしていただいた近藤友暁さんと木村麗さんに心よりお礼申し上げます。

松原秀樹

◆参考書籍

『長引く痛みの原因は、血管が9割』奥野祐次著（ワニブックス PLUS 新書）
『歯はみがいてはいけない』森昭著（講談社＋α新書）
『フルーツをやめれば、健康になる』栗原毅著（学研）
『筋肉増強による基礎代謝の改善』寺尾啓二著（健康ライブ出版社）
『機能性食品サプリメント開発のための化学知識』寺尾啓二、石田善行著（日本食糧新聞社）
『一流アスリートの食事』細野恵美著（三五館）
『NASA式最強の健康法』ジョーン・ヴァーニカス著、堀川志野舞訳（ポプラ新書）
『やってはいけないウォーキング』青柳幸利著（SB新書）
「The Vitamin D Solution」Michael F. Holick, Ph.D., M.D. (Hudson Street Press)
「Transdermal Magnesium Therapy」Dr. Mark Sircus, Ac., OMD (iUniverse)

◆参考論文

Okuno Y, Nakamura-Ishizu A, Otsu K, Suda T, Kubota Y. Pathological neoangiogenesis depends on oxidative stress regulation by ATM. Nat Med. 2012 Jul 15.
Stretching before exercising could actually CAUSE an injury – and make you slower.
Livenhagen DK et al., Postexercise nutrient intake timing in humans is critical to recovery of leg glucose and protein homeostasis. Am J Physiol Endocrinol Metab. 2001.
Esmark et al., Timing of postexercise protein intake is important for muscle hypertrophy with resistance training in elderly humans. J Physiol. 2001.
Suzuki M et al., Effect of Meal Timing after Resistance Exercise on Hindlimb Muscle Mass and Fat Accumulation in Trained Rats. Journal of Nutritional Science and Vitaminology. 45:401-409. 1999.
濱田広一郎ら「分岐鎖アミノ酸飲料の単回摂取に対する血中分岐鎖アミノ酸応答」日本臨床栄養学会雑誌 2005; 27: 1-10.
Kuo, C.H., H. Hwang, M.C. Lee, A. L. Castle, and J. L. Ivy. Role of insulin on exercise-induced GLUT-4 protein expression and glycogen supercompensation in rat skeletal muscle. J Appl Physiol. 96:621-627, 2004.
Rasmussen, B. B., K. D. Tipton, S. L., Miller, S. E. Wolf, and R. R. Wolfe. An oral essential amino acid-carbohydrate supplement enhances muscle protein anabolism after resistance exercise. J Appl Physiol. 88:386-392, 2000.

著者・松原 秀樹（まつばら ひでき）

体質研究所主宰、桜ヶ丘整体院院長、整体師、体質改善コンサルタント、合気道四段。米国 ISNF 認定サプリメントアドバイザー。
10 代からアレルギー体質と胃腸虚弱に悩まされ、高校時代から様々な自然療法を試みる。21 歳で整体業に就いた後も、冷え性・貧血・低血圧・背骨の疼痛に 10 年以上悩まされた。
1991 年に多摩市で開業し、一心館合気道場に入門。1998 年に「開節法」を考案する。独自の整体法とともに、自然免疫学とスポーツ栄養学に基づいた体質改善法を実践し、大半の症状から解放された。体質改善のためのサプリメントやボディケア用品の開発にも取り組んでいる。
著書に『肩甲骨をゆるめる！』『賢い人は早く治る！』『アイキ・ウォーキング』（BAB ジャパン）、『アレルギーは、皮膚と腸のバリアを強化すれば治る』（あかつき身体文学舎）など。
DVD に「肩甲骨の体操」「合気に学ぶ身体操法」「開節法 BASIC」「開節法 ADVANCE ①」「開節法 ADVANCE ②」（BAB ジャパン）。
＜体質研究所＞　http://www.taishitsuken.com/

協力：近藤友暁　装丁：梅村昇史　本文デザイン：澤川美代子　イラスト：湯沢としひと

「年だから治らない」と言われた！
７つの秘訣で膝痛《ひざつう》解消！

2017 年 9 月 30 日　初版第 1 刷発行

著者
松原秀樹

発行者
東口敏郎

発行所
株式会社 BAB ジャパン
〒 151-0073　東京都渋谷区笹塚 1-30-11 中村ビル
TEL 03-3469-0135
FAX 03-3469-0162
URL http://www.therapylife.jp
E-mail: shop@bab.co.jp

郵便振替
00140-7-116767

印刷・製本
株式会社 暁印刷

ISBN978-4-8142-0076-4　C2077

BOOK Collection

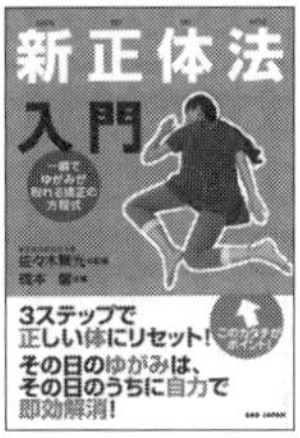

新正体法入門

一瞬でゆがみが取れる矯正の方程式

3ステップで正しい体にリセット！ その日のゆがみは、その日のうちに自力で即効快勝！ 新正体法では自身で動作判定（動診）し、矯正体操を行い、矯正が正しく行われたかを、再び動診で判定していきます。部分的に矯正するのではなく、全体のバランスを調和させることの可能な体系を余すところ無く解説していきます。

●橋本馨 著／佐々木繁光 監修 ●四六判 ●208頁 ●本体1,500円+税

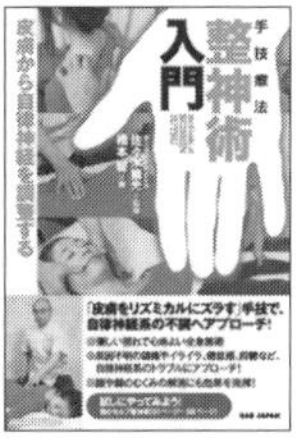

手技療法 整神術入門

皮膚から自律神経を調整する

整神術とは、筋肉を揉むのでも、叩くのでも、ストレッチするのでもない、「リズミカルに皮膚をズラす」という手技療法。皮膚という人体で最大の器官への、優しく揺らす柔らかく心地の良い刺激によって、原因不明の頭痛やイライラ、倦怠感、抑鬱など、自律神経の失調による様々な症状を緩和します。

●橋本馨 著／佐々木繁光 監修 ●四六判 ●232頁 ●本体1,500円+税

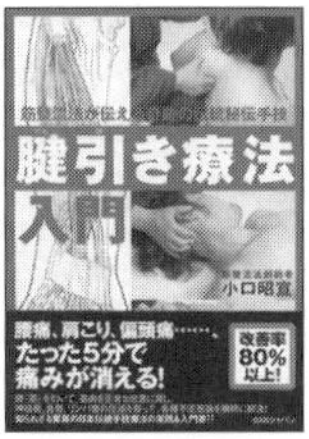

腱から歪みを整える幻の伝統療法、初の実用書！

腱引き療法入門

たった5分で痛みが消える！ 腱（筋）を引いて、筋肉を正常な位置に戻し、神経根、血管、リンパ管の圧迫を取って、各種不定愁訴を瞬時に解決！「腱引き」というのは、日本に古くから伝わる民間療法です。しかし、現在ではほとんどの人が耳にしたことがない、幻の身体調整法です。知られざる驚異の伝統手技療法の実践＆入門書

●小口昭宣 著 ●A5判 ●220頁 ●本体1,600円+税

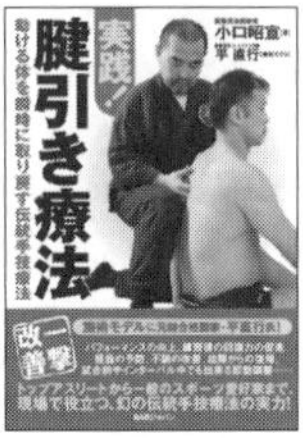

動ける体を瞬時に取り戻す伝統手技療法

実践！ 腱引き療法

「腱引き」とは、古の武術家たちに伝承された日本の伝統手技療法。「腱（筋）」へのアプローチによる「一撃改善」を代名詞とする。本書ではパフォーマンスの向上、練習後の回復力の促進、怪我の予防、不調の改善、試合前やインターバル中でも出来る即効調整なども紹介。

●小口昭宣 著 ●A5判 ●208頁 ●本体1,400円+税

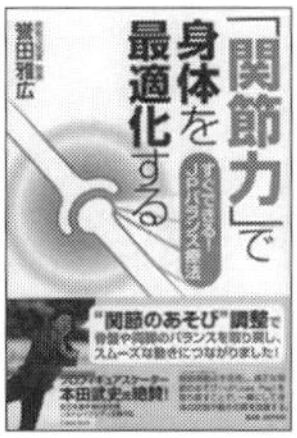

すぐできる！JPバランス療法

「関節力」で身体を最適化する

「関節力」は、トップアスリートの身体能力向上から、トップモデルの美容、日常生活まで、あらゆる身体コンディショニングのカギを握ります。関節微動点を活用し、適正な関節のあそび（=JP:Joint Play）を取り戻すことで、一瞬にして身体の状態や動きの質を改善します。内容:関節のあそびとは？／基本関節編ほか

●誉田雅広 著 ●四六判 ●180頁 ●本体1,400円+税

BOOK Collection

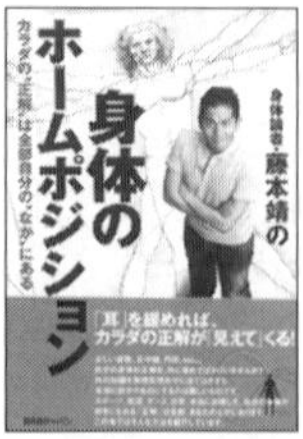

身体論者・藤本靖の
身体のホームポジション

カラダの「正解」は全部自分の「なか」にある。あなたは正しい姿勢、正中線、丹田、……etc.　自分の身体の正解を、外に求めてばかりいませんか？　スポーツ、日常、本当に自立した、自分の身体が好きになれる「正解」は全部、あなたのなかにあります。

●藤本靖 著　●四六判　●248頁　●本体1，500円+税

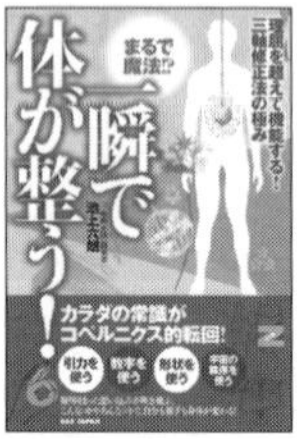

まるで魔法!?　一瞬で体が整う!
〜理屈を超えて機能する!三軸修正法の極み〜

「引力を使う」「数字を使う」「形状を使う」... カラダの常識がコペルニクス的転回!　・三軸旋回の物理法則を使う　・修正方向を記号化して唱える　・対象者の名前を数字化して√を開く　・Z 巻きのコイルをかざす　・アナログ時計の左半分を見る ...etc.　どの方法でも体が整う!　凝り固まった思い込みが吹き飛ぶ、こんなコトや あんなコトで、自分も相手も身体が変わる!

●池上六朗 著　●四六判　●184頁　●本体1，300円+税

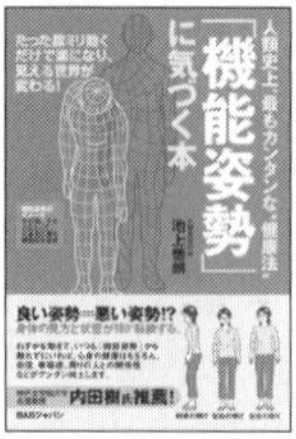

「機能姿勢」に気づく本
人類史上、最もカンタンな“健康法”

機能姿勢とは、その時、その人にとって、心身共に最も機能的な姿勢です。わずかな動きで、いつも「機能姿勢」から離れずにいれば、心身の健康はもちろん、自信、幸福感、周りの人との関係性などがグングン向上します。治療家のバイブルであり著者の父のベストセラー書籍、『三軸修正法』の要点が誰でもわかります。

●池上悟朗 著　●四六判　●200頁　●本体1，300円+税

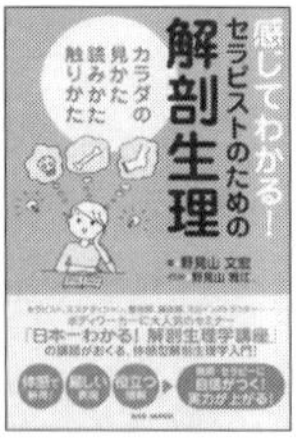

感じてわかる!セラピストのための解剖生理

カラダという、不思議と未知が溢れた世界。本書はそんな世界を旅するための、サポート役であり、方位磁石です。そして、旅をするのは、あなた自身!　自らのカラダを動かしたり、触ったりしながら、未知なるカラダワンダーランドを探求していきましょう!

●野見山文宏 著／野見山雅江 イラスト　●四六判　●180頁
●本体1，500円+税

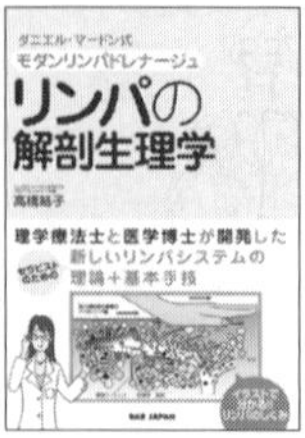

ダニエル・マードン式モダンリンパドレナージュ
リンパの解剖生理学

リンパドレナージュは、医学や解剖生理の裏付けがある科学的なメソッドです。正しい知識を持って行ってこそ安全に高い効果を発揮できます。本書は、セラピストが施術の際に活かせるように、リンパのしくみを分かりやすく紹介。ふんだんなイラストともに、新しいリンパシステムの理論と基本手技を解説しています。

●高橋結子 著　●A5判　●204頁　●本体1，600円+税

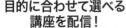

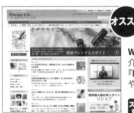